TRAITEMENT MANUEL

DANS

LES MALADIES DE LA NUTRITION

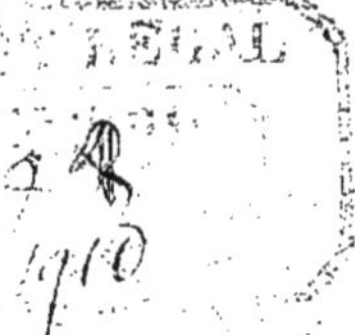

LES

NÉVRALGIES

PAR

Le Dr F. WETTERWALD

SECRÉTAIRE GÉNÉRAL DE LA SOCIÉTÉ DE KINÉSITHÉRAPIE

CHARGÉ DE MISSION EN ALLEMAGNE PAR LE MINISTÈRE DE L'INSTRUCTION PUBLIQUE (1909)

PRÉFACE DU Dr H. STAPFER

PARIS

VIGOT FRÈRES, ÉDITEURS

23, PLACE DE L'ÉCOLE-DE-MÉDECINE, 23

1910

TRAITEMENT MANUEL

DANS

LES MALADIES DE LA NUTRITION

LES

NÉVRALGIES

TRAITEMENT MANUEL
DANS
LES MALADIES DE LA NUTRITION

LES
NEVRALGIES

PAR

Le Dr F. WETTERWALD

SECRÉTAIRE GÉNÉRAL DE LA SOCIÉTÉ DE KINÉSITHÉRAPIE
CHARGÉ DE MISSION EN ALLEMAGNE PAR LE MINISTÈRE DE L'INSTRUCTION PUBLIQUE (1909)

PRÉFACE DU Dr H. STAPFER

PARIS
VIGOT. FRÈRES, ÉDITEURS
23 PLACE DE L'ÉCOLE-DE-MÉDECINE, 23

1910

PRÉFACE

En 1893, dans les *Annales de gynécologie et d'obstétrique* (juillet-août), j'ai publié une monographie, dont je transcris ou résume ici quelques passages :

« L'étude de la méthode de Brandt m'a mis sur la « piste d'une affection nouvelle... Il existe une lésion « d'origine génitale secondaire, la même pour toutes les « femmes malades. Elle dépend d'un trouble circulatoire « puisque le massage qui la guérit agit avant tout sur « la circulation.....

« ..... J'ai constaté dans les interstices des ligaments, « ou sur l'utérus, ou autour des annexes, des épaississements et des gonflements mous ou durs, de forme « et volume variés, dont quelques-uns étaient, à la pression, le point de départ des douleurs. J'ai constaté en « outre que le massage pouvait faire disparaître douleur, raideur, épaississement et gonflement, lesquels « s'évanouissaient parfois comme par enchantement sous « un simple effleurage, l'organe sous-jacent reprenant sa « forme et sa consistance normales, et d'autres fois persistaient ou se reformaient ; ténacité toujours en rapport avec l'ancienneté de la lésion primitive. Il s'agit « d'œdèmes pour les productions de consistance molle, « pâteuse, ou crépitante, et les productions dures ont « sans doute la même origine. . . . .

«... J'ai constaté enfin que certaines femmes génitale-
« ment atteintes souffraient dans toutes les régions de
« la paroi abdominale... et qu'une sorte d'œdème dur
« ou pâteux *très douloureux* du pannicule se reconnais-
« sait en faisant un pli à la peau. . . . .

«.... J'ai appris que les masseurs suédois donnaient
« le nom de **cellulite** à une variété d'œdème sous-
« cutané, révélé par des granulations dures et très sen-
« sibles, et que le Dr Viderstrom avait signalé l'exis-
« tence de ces granulations dans les parois molles du
« bassin. Les auteurs scandinaves s'excusaient de ce
« terme, comme s'il était impropre, à cause de la con-
« fusion possible avec le phlegmon ; mais à moi qui en-
« trevoyais la synthèse possible des diverses manifes-
« tations inflammatoires du tissu connectif, le terme me
« semblait excellent. Tous les œdèmes douloureux ab-
« domino-pelviens me paraissaient se grouper ; grand
« avantage didactique ! Nos traités de gynécologie étant
« encombrés de mots divers, tels que paramétrite, pé-
« rioophorite, péri-salpingite, salpingite interstitielle,
« péri-métro-salpingite, qui désignent un même proces-
« sus pathologique, ou du moins se révèlent au doigt
« explorateur par des lésions de même nature, des
« œdèmes douloureux, il était utile, pour la clarté de l'en-
« seignement clinique, de simplifier toute cette compli-
« cation, en faisant de ces œdèmes une seule famille,
« où était comprise la cellulite sous-cutanée des Sué-
« dois. »

De 1893 à 1909, je n'ai cessé d'étudier et d'enseigner la cellulite pelvi-abdominale. C'est le principe des graves erreurs de diagnostic, de pronostic et de traitement ; c'est l'unique, l'intarissable source de la *misère gynécologique*. La variabilité et l'*aspect protéique* des œdèmes intra-pelviens expliquent l'intermittence des malaises, la périodicité des crises ou *poussées* des femmes malades, donnent la clef des contradictions médicales sur la nature et même sur l'existence d'une affection du bas-ventre.

Quoique le hasard m'ait fait rencontrer des cellulites extra-génitales, capables, elles aussi, de donner le change pour des affections organiques profondes, cardiaques par exemple, au dire de Josephson ; quoique j'aie été frappé de la fréquence, signalée par tous les masseurs suédois, de la cellulite cervico-dorsale (région du trapèze), cause d'insupportables migraines ou névralgies réputées incurables et dont le massage est vraiment la panacée, je ne me suis jamais occupé spécialement de ces formes de la maladie, en apparence indépendantes de l'appareil sexuel. Je dis en apparence car elles m'ont semblé souvent liées à un trouble de la plus importante des circulations locales de la femme : l'abdominale. J'en ai en effet guéri ou atténué plus d'une par le seul massage du ventre. Le choc en retour de ce que j'ai appelé réflexe dynamogène, a suffi.

J'ai eu plusieurs collaborateurs, sans parler des Suédois qui m'ont révélé l'affection. Vers 1894, un étranger de passage et dont je n'ai jamais su le nom, après avoir écouté l'exposé de mes idées et des faits nouveaux que j'avais observés, résuma d'un mot qui est resté ma conception du processus de la cellulite : « C'est, dit-il, une *présclérose.* » Le mot ne tomba pas dans l'oreille d'un sourd. L'année suivante il figurait dans mon Traité (1) et en 1898, Geoffroy-Saint-Hilaire, se fondant sur l'histologie, l'adoptait dans sa thèse sur les œdèmes abdomino-pelviens. Plus tard, Delassus et son élève Colmaire contribuaient à l'étude de la panniculite abdominale par des recherches indépendantes, et mes assistants ont, maintes fois, en diverses sociétés, appuyé d'observations person-

1. *Kinésithérapie gynécologique*. Paris, Maloine, éditeur.

nelles ma découverte des œdèmes pelviens. En 1908, Bralant, au premier Congrès de Physiothérapie des médecins de langue française, et même, je crois, dans un opuscule antérieur, les a qualifiés de *rouille organique*, expression clinique des plus heureuses.

Au même Congrès, Wetterwald apportait de l'inédit et de l'illimité à l'étude de la cellulite en lisant une communication intitulée : Névralgies du tissu cellulaire, dites *sine materia*. Il fut écouté, car en 1909, au second Congrès, la cellulite prenait rang dans l'étiologie des névrites et des névralgies. Deschamps annonçait qu'il avait employé contre elle avec succès l'électricité, Danjou proposa la diététique et Laquerrière s'exprimait ainsi : *Nos confrères masseurs, en nous apprenant l'existence des névralgies cellulitiques, nous ont fait certainement faire un pas en avant dans la classification si désirée des névrites et névralgies.*

En effet, comme je viens de le dire, Wetterwald et sa communication de 1908 sont à l'origine de ce mouvement. Entre 1907 et 1909 se place sa conception personnelle de la cellulite généralisée, dont il fait la cause habituelle des névrites et des névralgies dites *sine materia*, et dont l'étiologie est à ses yeux un trouble de la nutrition.

Quoique les idées de Wetterwald relèvent des miennes, elles sont bien à lui. Tous les kinésithérapeutes dérivent des rebouteux et cependant en diffèrent. Notre cellulite a germé chez les Suédois et ne ressemble pas plus à la leur qu'une première pousse ne ressemble à la branche ou à l'arbre qui en sortent. Tout chercheur s'inspire en général de travaux précédents, à moins que le hasard ne le serve et c'est parfois le meilleur inspirateur. Si j'ai vu Wetterwald guérir une kératite avec intention par le massage de la face Jacquet s'est débarrassé sans propos délibéré, de même façon, d'un rhume des foins.

Celui de mes travaux auquel je tiens le plus pour l'originalité et j'espère, pour la rigueur scientifique, le mécanisme des syncopes — est né du hasard pendant que j'étais en quête du réflexe dynamogène cardio-vasculaire du massage abdominal. En France, il est un médecin que je viens de mentionner et dont les recherches, indépendantes d'ailleurs, se rapprochent de celles de Wetterwald ; mais ce n'est pas seulement parce qu'ils ont à peu près le même genre de massage, que Jacquet, observateur génial, et Wetterwald se tiennent. Tous deux me font l'effet d'explorateurs suivant deux cours d'eau différents qui pourraient bien se joindre et tomber dans le même océan.

Wetterwald recherche et traite la cellulite dans les téguments et la localise dans l'extrémité des nerfs de la peau et des muqueuses. Il en indique les lieux d'élection, et ayant constaté, par exemple, que, pour les sciatiques, ils correspondent aux points classiques, mais que la douleur *maxima*, en apparence profonde, est au contraire superficielle, sous-cutanée ou intra-cutanée, il fait de cette affection, si répandue, si diverse, si facile et si difficile à guérir, une affection cellulitique. Ce n'est pas tout : reprenant pour son compte et à son point de vue les travaux sur les *algies* publiés à l'étranger, notamment ceux de Cornélius, de Berlin et une publication de Profanter, il les rattache à la cellulite. Enfin, pour Wetterwald, les affections cutanées qu'on attribue aux névrites périphériques, les phénomènes douloureux de l'arthritisme, du rhumatisme chronique et même la neurasthénie acquise ne sont pas autre chose que des phénomènes cellulitiques. On voit quelle est l'ampleur de sa synthèse.

Que la réalité clinique obscurcisse ou non de nuages un si vaste horizon, nombre de faits sont favorables à notre confrère. A lui de justifier par l'observation, seul fondement certain, l'envergure nosologique qu'il prête à la cellulite.

Je pourrais clore ici cette préface et laisser la parole à Wetterwald, mais je tiens à donner au lecteur peu familiarisé avec les nouveautés de l'école que j'ai fondée un exemple de cellulite sous-cutanée, ou panniculite et à citer quelques expériences qui viennent appuyer les idées de notre confrère sans rien préjuger sur la valeur de la synthèse.

L'hyperesthésie du gras de l'épaule est manifeste chez quantité de femmes et de filles. Exercez une pression même légère sur les tissus, elles croiront que vous les écrasez. Faites un pli au pannicule, il leur semblera qu'on le pince. Au lieu d'accuser sans examen l'exagération féminine ou une névropathie spéciale, observez, et de la panniculite deltoïdienne, car telle est la vraie cause de cette hyperesthésie, faites la preuve. Elle vous sera fournie par l'examen direct du pannicule, et par le succès du traitement que vous instituerez d'après l'étiologie même de l'affection. Faisant un pli à la peau constatez : 1° la douleur provoquée par une légère pression ; 2° l'infiltration uniforme, sorte d'épaississement de consistance lardacée et non pas de la nature des épanchements interstitiels qui conservent l'empreinte du doigt ; 3° la sensation de poids sous les vêtements, s'ils ne sont pas très légers. Tel est le *type* le plus commun de la panniculite deltoïdienne.

Que faire pour la guérir ? Couvrir chaudement les épaules, d'ordinaire mal protégées par les femmes contre les intempéries ? C'est une incertaine prophylaxie puisque le mal provient d'un trouble vaso-moteur chronique et non d'une simple parésie des vaisseaux *a frigore*.

Employez le massage et parmi ses modes divers choisissez la malaxation. Plissez le pannicule en saisissant la plus grande masse possible de tissu et pétrissez doucement, en étirant un peu, les plis ainsi formés successivement. Wetterwald procède par une sorte de reptation. N'insistez pas sur les mêmes points, surtout pour commencer. N'exaspérez pas la douleur, ou tout au moins qu'elle cesse dès que vous lâchez la peau. N'agacez pas par le pincement de la superficie des téguments. Rappelez-vous que la pression des pouces est plus vivement sentie que celle de l'index, du médius et de l'annulaire qui travaillent de l'autre côté du pli. Une séance par jour, très courte. La durée de deux à trois minutes est suffisante pour une région telle que la deltoïdienne et même ce serait trop au début du traitement, surtout chez des nerveuses.

Vous guérirez ainsi sûrement votre malade, mais n'oubliez pas que cette panniculite de la peau du deltoïde se complique d'ordinaire d'autres cellulites qu'il faudra rechercher et traiter en diverses parties du corps ; que sur une même place elle rayonne, disparaît en suivant des trajets, qui, lorsqu'on peut les suivre semblent correspondre aux rameaux des nerfs ; qu'il faut la poursuivre, qu'on ne peut dans certains cas la traiter qu'indirectement par le massage des tissus ambiants ; qu'elle se ranime à diverses reprises aux places même où on la croyait éteinte, et que la disparition de rougeurs, qui se produisent chez quelques malades au cours des séances et surtout au début du traitement, n'est pas un signe de guérison définitive. Cette rubéfaction m'a été signalée par Wetterwald. Je l'ai constatée très nettement le long et au voisinage de l'épine scapulaire. J'ai observé un phénomène de même ordre, mais inverse, le refroidissement parfois glacial sur le ventre des cellulitiques pelvi-génitales. A ce propos, ne perdez pas de vue que les cellulites se tiennent les unes les autres et que chez la femme elles ont souvent pour origine un trouble de la circulation abdomino-pelvienne. Ce grand régulateur, du système vaso-moteur devra donc être rythmé le premier.

J'ai donné, à dessein, l'exemple d'une panniculite éloignée de la zone génitale. Si j'avais choisi la panniculite abdominale, j'aurais pu citer le fait de pseudo-appendicitaires, de pseudo-salpingitiques, tenues pour vraies, observations du plus haut intérêt et comparables aux diagnostics erronés de lésions cardiaques mentionnés par Josephson; mais ce serait rester dans le domaine de nos recherches gynécologiques et je voudrais faire comprendre au lecteur l'intérêt que je porte à celles de Wetterwald, la curiosité avec laquelle j'attends leurs résultats. Voici, observés par moi et sur moi, quelques menus faits dont deux au moins sont un appoint à sa juste prétention de guérir certaines névralgies par la malaxation cutanée, et de les classer dans la famille des cellulites.

Je suis dyspeptique. J'ai souffert longtemps d'une constipation que les purgatifs et les laxatifs avaient invétérée. Je m'en suis débarrassé au moyen d'un pain composé de boulange fine, mêlée de gros son, bien pétri, bien levé, très cuit, presque brûlé. Une fois, jadis, avant de faire usage de ce pain, et, depuis, une autre fois où il me manquait et après une constipation de cinq jours, j'ai eu deux crises de douleurs atroces, dans le dos, au cou, à gauche avec point névralgique claviculaire suraigu déterminant de la difficulté respiratoire. Mon maître Simon que j'appelais lors de la première crise diagnostiqua : dyspnée bulbaire ! Vingt ans de bonne santé m'ont rassuré sur l'importance de cet effrayant qualificatif. Une sensibilité vague au tiers interne de la clavicule se réveille quand mon pain n'agit pas régulièrement.

Au cours d'un traitement du ventre essayé contre la dyspepsie, Wetterwald voulut joindre au massage abdominal celui du dos, dont il trouva la peau très sensible, douloureuse même, en diverses régions. Je me prêtai à son désir, d'abord par complaisance car je ne souffrais pas, spontanément, ensuite parce que cette malaxation fort pénible était suivie d'un véritable bien-être, sûr garant de l'indication du traitement kinésique et de son succès, le malaise à l'issue d'une séance étant pour moi l'indice de la contre-indication ou d'un mauvais massage. Le résultat local des malaxations de Wetterwald me fit penser à les essayer moi-même pour me délivrer de douleurs que j'avais aux pieds depuis plusieurs années : sensibilité non pas spontanée, mais provoquée par la moindre pression, quelquefois par le poids d'une couverture légère. Elle se manifestait sur le bord interne de la phalange du gros orteil droit et le long du bord externe du cinquième métatarsien gauche. J'avais attribué jusqu'alors la douleur de la phalange à un durillon : mais cette explication n'était pas satisfaisante ; car la peau uniformément épaissie et parcheminée aux alentours ne devenait très sensible que si le pied était exposé au froid et même quand j'extirpais le durillon cette sensibilité persistait. Quant à celle du bord externe du pied gauche, elle était tellement inexplicable que je la qualifiais par plaisanterie de neurasthénie métatarsienne. La douleur s'exagérait jusqu'à devenir insupportable, pendant certains mouvements que je ne parvenais pas à analyser, et je la ressentais ou croyais la ressentir dans les tissus profonds. Des engelures auxquelles j'étais exposé chaque hiver et qui se localisaient de préférence sur les régions indiquées, m'avaient décidé à essayer du massage préventif de tout le pied, à partir de l'été. La sensibilité diminua, mais peu ; les engelures cessèrent.

Par la méthode de Wetterwald, je constatai d'abord que la peau était sans souplesse et très douloureuse quand on la saisissait seule. Je substituai donc au massage général du pied la malaxation cutanée de la région sensible. Amélioration prompte, puis guérison qui date de trois mois aujourd'hui. Ce succès m'a conduit encore à une autre expérience. L'automne dernier, aux premiers froids humides, une névralgie chronique, dont je conserve toujours au moins les vestiges, avec exacerbations régulières dans la mauvaise saison, une pseudo-sciatique limitée à la cuisse gauche, apparut suivant l'habitude. En même temps et pour la première fois, l'épitrochlée de mon coude droit devint douloureuse. Douleur à la pression directe. Douleur encore en appuyant sur l'extrémité des doigts un peu fléchis, le membre supérieur tendu complètement ou à demi. Or, Wetterwald a signalé l'épitrochlée parmi les points cutanés d'élection des névrites ou névralgies cellulitiques.

Je me suis traité par le massage dont j'ai expérimenté deux modes. Pour la cuisse, j'ai malaxé généralement toute la face externe embrassée par la paume et les cinq doigts de la main correspondante. Action rapide, efficace, mais beaucoup plus marquée dès que j'ai malaxé la peau seulement. J'ai constaté que la douleur y était localisée. Pour l'épitrochlée, j'ai traité d'abord la peau exclusivement, sur le conseil de Wetterwald, quoiqu'il n'y eût pas d'œdème et quoiqu'au début je n'aie pas constaté de sensibilité cutanée très vive ; mais la douleur s'est éveillée, aiguë même, après deux ou trois séances. Celles-ci duraient à peu près quarante secondes. Mes massages sont toujours très brefs ; c'est ma méthode. De plus, il est difficile, fatigant de se masser soi-même, pénible aussi quand la malaxation est douloureuse. Après une dizaine de séances, la peau autour de l'épitrochlée et sur elle était insensibilisée, mais au-dessus elle est devenue douloureuse. La souffrance provoquée par les mouvements s'était et reste atténuée.

A propos de ce dernier traitement, que je continue en variant le genre de massage, j'ai fait les remarques suivantes : quoique la douleur parût d'origine épitrochléenne, dans l'os si le membre était immobile, dans les muscles voisins lors des mouvements indiqués plus haut, le massage de la peau à l'exclusion des tissus sous-jacents a émoussé cette sensation d'un mal profond. J'ai recherché l'œdème, signe pathognomonique de la panniculite. Je n'ai trouvé aucun empâtement diffus, aucune granulation. Mes malaxations se sont exercées sur la région des rameaux épitrochléens du brachial cutané interne, puis sur la branche mère de ces rameaux. J'ai remplacé ce traitement cutané par des effleurages doux de tout l'avant-bras, parce qu'au cours de mes dernières malaxations, d'anciennes douleurs de l'auriculaire et de l'épaule depuis longtemps calmées ont paru se réveiller. J'ai souffert jadis pendant plusieurs mois — souffrance suraiguë — dans la région de l'articulation phalango-phalanginienne du petit doigt et du médius, chaque matin en plongeant ma main dans l'eau froide. Cette douleur que je supprimais instantanément en élevant la main, en remuant et en frictionnant les doigts, a disparu d'elle-même et a été remplacée par la formation, sur les articles, de deux petites tumeurs cutanées, mollasses, indolores, qui subsistent encore. Je qualifiais alors ces douleurs de l'épithète vague d'arthritiques, le rhumatisme proprement dit n'étant pas en cause puisque le mouvement, loin d'exaspérer la souffrance, contribuait à l'apaiser. C'était à n'en pas douter une névrite périphérique du cubital. Névrite aussi probablement, la souffrance de l'épaule, quoiqu'elle s'exagérât par les mouvements d'élévation du membre en arrière et se soit accompagnée parfois de craquements articulaires.

Aujourd'hui je crois que je peux compter sur la guérison de mon bras, quoique l'épitrochlée se fasse encore sentir vaguement. Ne pouvant pratiquer moi-même le roulement musculaire si bienfaisant aux nerveux, j'ai étiré passivement le membre avec un poids un peu lourd. Ce dernier procédé a été suivi d'un grand progrès, mais d'autres points douloureux se révèlent ailleurs, à la face interne du genou droit, puis à l'épaule gauche et à la clavicule. J'ai aussi de la panniculite des pectoraux.

J'ai le projet de me faire traiter généralement par la malaxation en dépistant les points douloureux. Ce serait une bonne étude, non des effets prochains qui me paraissent démontrés, mais de la durée de la guérison [1].

Ce qu'il faudrait guérir avant tout, c'est ma dyspepsie comme je débarrasse mes femmes malades de leurs cellulites éparses en guérissant leur ventre. C'est par ce choc en retour sur l'état général que l'électricité et les cures de régime ont agi sur les cellulitiques. Du moins, je crois que la kinésithérapie a sur ses consœurs l'avantage de l'action à la fois locale et générale.

Je m'arrête. Que de réflexions engendre l'analyse exacte des faits ! Je me borne à les citer tels que je les ai observés. Wetterwald, je crois, a poussé sa charrue dans un sol fécond. Quel que soit le sort de sa synthèse, la médecine expérimentale lui ouvre un beau champ d'études. Défricher l'immense terrain pathologique sur lequel il a mis le pied n'est pas une petite besogne.

Janvier 1910.

Dr Stapfer.

1. Le traitement est commencé. Ses résultats ne se sont pas fait attendre. La passivité qu'on ne saurait obtenir quand on se masse soi-même, le rend beaucoup plus efficace. Jusqu'à présent ce que nous avons remarqué de plus important — et cela est capital et inédit — c'est qu'on peut agir sans éveiller la douleur. Nous profiterons de cet enseignement. Les massages douloureux sont inférieurs, non seulement parce qu'ils sont pénibles ou désagréables, mais parce que les malades se contractent.

S.

24 février,

TRAITEMENT MANUEL DES NÉVRALGIES

AVANT-PROPOS

L'indication thérapeutique qui consiste à supprimer la douleur, ou du moins à l'atténuer dans la mesure de nos moyens, et avec le moindre préjudice pour le malade, peut être considérée comme étant une des plus urgentes de notre art. Or, la logique veut et l'expérience prouve que la douleur ne peut disparaître entièrement et définitivement qu'avec la cause qui l'a fait naître et l'entretient, encore que la pharmacopée nous offre des palliatifs d'une utilité passagère incontestable. Mais si l'homme heureux est celui qui a pu pénétrer les causes des phénomènes, nous sommes encore loin de cet idéal entrevu par le poète, et la réalité nous oblige souvent à constater que là même où nous pensons tenir la cause, notre impuissance à la vaincre reste entière. Et que de symptômes dont la cause se dissimule à nos recherches !

Nous plaçons le siège de la perception de la douleur dans les centres nerveux, la cause résidant le plus souvent à la périphérie ou à une distance plus ou moins grande des centres, où la thérapeutique chimique cherche à la combattre en engourdissant la sensibilité, en diminuant l'excitabilité réflexe, mais sans prétendre aucunement à en faire disparaître la cause. Celle-ci peut siéger dans les centres mêmes. D'après nos conceptions actuelles, la douleur peut donc occuper les points suivants, en allant de la périphérie au centre : peau, muscles, articulations, squelette, centres nerveux. D'autre part, les os et les muscles circonscrivent des cavités renfermant des viscères, glandes, organes dans lesquels on peut observer une nouvelle progression. Enfin les conducteurs de la sensibilité peuvent être eux-mêmes atteints de lésions, cause de douleurs. Ce sont les *névralgies* et les *névrites* proprement dites. La sensibilité excessive de la peau se nomme *hyperesthésie*, et l'on réserve le terme de *rhumatisme* aux douleurs paraissant siéger dans l'épaisseur des muscles, dans les tissus péri-articulaires, les articulations, voire dans certains viscères. Lorsque nous ne savons où localiser la douleur, ou que nous sommes impuissants à en trouver la cause, nous la qualifions provisoirement de *névralgie sine materia*. Je crois avoir démontré ailleurs que ces sortes de névralgies trouvaient leur cause dans une altération des plus fines extrémités nerveuses, comprimées par un œdème pâteux, mou ou dur, scléreux, du tissu conjonctif, et englobées elles-mêmes dans ce processus sclérogène, auquel semble participer le tissu conjonctif général. Cette *présclérose* est apparemment d'origine circulatoire; elle serait l'effet tangible, visible et sensible, du ralentissement de la circulation que M. le professeur Bouchard place à l'origine de tous les troubles de la nutrition.

Certaines *algies* ont pour siège les branches de nerfs importants et connus. On admet qu'elles peuvent évoluer avec et sans névrite, ou aboutir à la longue à une névrite : or, il est bien improbable qu'une affection, qui ne débute par aucune lésion, puisse se transformer, sous la seule influence du temps, en une maladie dont l'anatomie pathologique est nettement caractérisée. D'autres névralgies ne correspondent au trajet d'aucun filet nerveux catalogué. Du reste, les unes et les autres s'irradient parfois fort loin de leur lieu d'origine, ou même se répercutent à distance, les espaces intermédiaires restant indemnes. Tout cela paraît fort obscur. Si l'on ajoute que, par les troubles dont elles sont accompagnées dans le domaine des fonctions psychiques, sans que, d'autre part, on puisse incriminer toujours une altération visible des éléments nerveux des centres, certaines névralgies confinent à la psychopathologie (l'accord étant loin d'être fait sur les frontières qui les séparent des maladies mentales, sur les symptômes qui leur appartiennent en propre, et jusque sur le nom qu'il convient de leur donner), l'on admettra que les faits cliniques susceptibles d'éclairer cette obscurité méritent d'être observés avec attention et sans parti pris.

Il existe donc, suivant les données classiques, trois syndromes où l'élément nerveux joue un rôle principal:

Les névralgies, caractérisées par des crises douloureuses que provoque ou exaspère la pression de certains points déterminés;

Les névrites, où les conducteurs et les centres nerveux présentent des altérations typiques, et où prédominent les troubles trophiques ;

Les névroses, groupe provisoire dont il est difficile de donner une définition précise, et qui comprend des affections très disparates, dont les unes devront rentrer dans la catégorie des névralgies, les autres se rattachant aux maladies mentales.

A ces trois catégories, il convient d'ajouter *les affec-*

tions rhumatismales, dans lesquelles la douleur joue un rôle primordial, mais où l'on observe en outre le syndrôme partiel ou complet des lésions névritiques : épanchements, œdèmes, parésies, contractures, déformations, troubles vaso-moteurs et trophiques. (Wetterwald, *Rhumatismes et névralgies*, Société de kinésithérapie, 12 novembre 1909.)

Ces groupes empiètent constamment sur leurs territoires respectifs, ce qui rend un peu factice toute description séparée, et expose à des redites inévitables.

On trouvera, dans les pages qui vont suivre, l'exposé de faits cliniques très variés, surtout par les étiquettes que l'on serait tenté d'y accoler. Pendant que j'observais ces faits, cherchant à les interpréter, un confrère de Berlin publiait une brochure où des idées, fort analogues à celles qui me hantaient et que j'avais exposées en partie dans des communications aux Congrès et Sociétés savantes, étaient exposées avec talent et originalité [1]. M'étant rendu sur place, avec une mission du Ministère de l'Instruction publique, j'ai pu faire des observations très précieuses qui confirmaient les miennes, échanger des idées, soulever des objections. Les malades traités à Berlin par la méthode du Dr Cornélius étaient les mêmes que ceux que je soigne à Paris suivant une technique un peu différente. J'ai pensé que la description de l'une et l'autre méthode offrirait un certain intérêt pratique.

Le lecteur pourra de la sorte se rendre un compte exact de la communauté d'idées qui a réuni deux observateurs partis de points de vue différents, et apprécier les divergences qui les séparent sur quelques détails.

1. J'ai eu connaissance de cette brochure par une communication du Dr Kolbé, de Châtel-Guyon, à la Société de Médecine du XVIe arrondissement.

Je m'efforcerai, dans le cours de cette étude, d'exposer comment on peut envisager la pathogénie des névralgies, et de déterminer le lien qui les attache à un *trouble général de la nutrition*. Je serai amené à parler incidemment de la question complexe des névrites, des névroses et des rhumatismes, mais sans avoir le moins du monde la prétention de résoudre ces problèmes qui attendent encore une réponse définitive. Les points où j'ai tâché d'apporter quelques précisions sont surtout les suivants:

1° La névralgie n'est que le symptôme sensitif d'un trouble général de la nutrition qui se manifeste en même temps par d'autres symptômes caractéristiques, moteurs, vaso-moteurs, sécrétoires, trophiques;

2° La névralgie *spontanée* d'un territoire nerveux est toujours accompagnée de névralgies *latentes* des autres nerfs sensitifs, faciles à mettre en évidence ;

3° Les névralgies se succèdent chez le même individu, soit dans la même région, soit en faisant le tour du système nerveux, à des intervalles de temps plus ou moins longs;

4° Le siège de prédilection des névralgies paraît être dans le tissu cellulaire sous-cutané et sous-muqueux, le tissu conjonctif des viscères réagissant plutôt à l'inflammation et à la congestion chronique par des symptômes non sensitifs.

En 1908, le Ier Congrès de Physiothérapie des médecins de langue française ayant mis à l'ordre du jour le traitement des névralgies par les agents physiques, j'ai pu faire admettre sans contestation la notion des névralgies du tissu cellulaire, entrée depuis dans le langage courant.

Dès cette époque j'entrevoyais la possibilité de faire entrer dans ce syndrome un bon nombre d'autres entités morbides (syndrome de Dercum, œdèmes névropathiques, nodosités rhumatismales, pseudo-lipomes, rhumatisme musculaire, rhumatisme du tissu cellulaire de Fernet, etc.). Cependant bien des éléments de certitude me faisaient défaut, et je me contentai alors de signaler la parenté étroite qui relie ces diverses affections et la confusion à laquelle elles peuvent prêter, le fond de ma communication au Congrès étant consacré à la démonstration des méprises nombreuses et variées auxquelles peut exposer la méconnaissance des névralgies du tissu cellulaire sous-cutané (myo-cellulite du trapèze confondue, grâce à la coexistence de congestions erratiques chez une femme en ménopause, avec de la tuberculose des sommets ; panniculite abdominale avec troubles consécutifs de la sécrétion gastro-intestinale traitée inutilement comme dyspepsie hyposthénique, et guérie par la malaxation de la paroi ; cellulite généralisée, qualifiée de rhumatisme musculaire, arthrite sèche, lumbago, etc.).

Dans un article plus récent [1], je n'envisage plus la cellulite comme une affection, tantôt localisée au bassin ou sous la peau, tantôt généralisée dans tout le tégument, mais comme la manifestation, visible et palpable à la périphérie, d'un processus pathologique envahissant le tissu conjonctif de l'organisme tout entier, débutant par un œdème lymphatique et aboutissant à la sclérose. Cette transformation, favorisée par l'hérédité, certaines professions, la sédentarité, les traumatismes, a une marche chronique, avec des poussées aiguës locales. Elle débute souvent dans la prime jeunesse, ou au moins dans l'adolescence, mais parfois on la découvre chez des vieillards. Il est vrai que la maladie a pu être méconnue pendant des années,

1. Wetterwald. La présclérose organique et son traitement manuel *Journal de Physiothérapie*, juin 1909).

tant elle présente des apparences diverses. Les patients viennent consulter pour une sciatique rebelle, un lumbago chronique, des névralgies intercostales, des douleurs rhumatismales. Une jeune fille se plaint pendant des mois de douleurs dans les jambes ; plus tard, elle se croit atteinte d'une maladie d'estomac, et elle a de temps en temps « sa migraine ». A l'examen, on trouve quantité de zones douloureuses disséminées sur les membres, le tronc et la tête, et dont certaines ne se révèlent que par un palper spécial. Un patient se lève presque chaque nuit sous l'impulsion d'une faim irrésistible, malgré que son dernier repas ait été tardif et copieux. En outre, il perd ses forces, a des idées noires, souffre d'une céphalée persistante. Un examen méthodique, l'analyse répétée des urines, permettent d'éliminer toute autre affection qu'une cellulite du tissu conjonctif, se manifestant aussi bien par des troubles de la sécrétion gastrique que par des effets sur la sensibilité et la motilité du sujet. Parmi les symptômes les plus communs de la présclérose organique il faut citer le refroidissement des extrémités ou d'un seul membre, ou au contraire une sensation de chaleur anormale localisée au pied, à la jambe, à la main, et le gonflement d'une extrémité, qui sont des troubles vaso-moteurs, disparaissant par le traitement.

Il est curieux de noter que chaque symptôme se rattache à une zone douloureuse spéciale : aux palpitations cardiaques, à l'arythmie, à la tachycardie, à l'angine de poitrine, correspondent des névralgies disséminées autour du sein gauche; aux troubles dyspeptiques, la cellulite de l'épigastre et péri-ombilicale ; à la dysurie, à la pollakiurie, *la cellulite péri-uréthro-vésicale* (Stapfer) ; le vertige des migraineux disparaît en même temps que les points douloureux sus-orbitaires. L'engourdissement et l'œdème de la main et de l'avant-bras sont sous la dépendance de zones sensibles réparties en différents points de ces régions, et aussi de celles des régions supérieures du bras, de l'épaule, et même du thorax. Ainsi s'expliquent les symptômes sensitifs et moteurs du membre thoracique gauche chez les angineux.

Mais le tégument externe n'est pas seul à être doublé d'une couche plus ou moins épaisse de tissu conjonctif. Celui-ci est répandu à profusion dans tout l'organisme ; on en trouve sur les aponévroses et les fascia, dans les interstices des muscles et des faisceaux musculaires, dans les glandes, les muqueuses, les vaisseaux et les nerfs ; dans le poumon, où il unit les unes aux autres les différentes parties qui entrent dans sa constitution ; dans la tunique fibreuse des divisions bronchiques intra-pulmonaires, dans leur tunique muqueuse, et entre ces deux tuniques. Il constitue les éléments de soutien des nerfs périphériques et des ganglions nerveux.

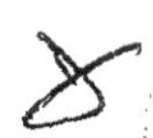

Or le tissu cellulaire sous-cutané n'est qu'une dépendance du tissu conjonctif en général ; tous deux ont une signification et une structure identiques, obéissent aux mêmes lois, et sont exposés aux mêmes altérations. Si donc le tissu conjonctif périphérique présente, en certains cas et sous l'action de causes d'ordre général, circulatoire, une tendance à la sclérose, on comprendrait difficilement que le tissu conjonctif général restât indemne et fût soustrait à cette action, et il est logique d'admettre que si le neuro-arthritisme provoque la sclérose du tissu cellulaire sous-cutané, il n'agit pas autrement pour le tissu conjonctif des organes.

Depuis ces deux communications sur ce sujet si intéressant, mes observations se sont multipliées au point que je n'hésite plus à tenter un essai de simplification qui semblera certainement bizarre à beaucoup de bons esprits. Je prie ceux qui me feront l'honneur de lire ces pages de le faire sans parti pris et de contrôler par eux-mêmes les faits que j'avance. Si le défaut de préparation au palper spécial qu'exige la cellulite est pour beaucoup un obstacle à une conviction absolue, je suis entièrement à leur disposition pour les renseignements qu'ils voudront bien me demander, et pour une démonstration *de visu*.

HISTORIQUE

Il n'est pas nécessaire de remonter bien haut pour trouver dans la littérature médicale les tout premiers travaux concernant la description de certaines névralgies, actuellement encore peu connues, et leur traitement par des manipulations spéciales. J'emprunte en partie aux recherches de Stapfer à ce sujet le résumé de cette nomenclature.

Les masseurs, gymnastes et médecins suédois, élèves de Ling, ont découvert, traité et guéri des noyaux durs dans le tissu adipeux et dans les muscles des diverses régions du corps. C'est la panniculite et la myo-cellulite ou myite.

Vers 1888, le Dr Norström, Suédois, signale en France la guérison de céphalées rebelles par le massage des muscles cervico-dorsaux indurés et douloureux.

En 1891, Josephson étudie la cellulite sous-cutanée abdominale à la fin de sa thèse inaugurale. La même année, le Dr Viderström, en Suède, mentionne pour la première fois la cellulite pelvienne.

En 1891, Stapfer parle, le premier en France, des cellulites, et montre que cette affection n'est pas une entité morbide. Il en fait un syndrôme *commun* des maladies des femmes et s'attache à prouver que la cellulite sous-cutanée n'est qu'une variété de la cellulite gynécologique, qu'il n'y a pas de chronicité génitale sans cellulite, et que la nomenclature des traités de gynécologie est encombrée de termes qui caractérisent une seule et même manifestation morbide : la cellulite œdème dur ou mou. Il propose de réunir toutes les variétés en une seule famille.

En 1896, Richard Hogner, médecin suédois, publie un article sur « la cellulite ou panniculite adipeuse et le myitis, complication habituelle des maladies des femmes. »

En 1897, Stapfer reprend la description des œdèmes cellulitiques, affirme le rôle prépondérant en gynécologie de la cellulite, dont il fait une présclérose. Simple hypothèse, a-t-il soin d'ajouter, car les preuves anatomo-pathologiques manquent encore.

En 1898, Geoffroy-Saint-Hilaire (thèse inaugurale), reproduit expérimentalement les œdèmes mous du bassin, fait l'étude histologique de plusieurs pièces, et s'autorisant d'elles, met en sous-titre à sa monographie sur les œdèmes pelviens : présclérose.

En 1899, paraît la thèse de Colmaire, élève du professeur Delassus (Lille) dont la curiosité, éveillée par un cas de panniculite méconnue, avait recherché et collationné bon nombre d'observations.

En 1899, Krikortz (thèse inaugurale, Paris), Suédois, rattache la cellulite à la diathèse arthritique. Il cite un travail de Kjellberg datant de 1898.

En 1900, communication de Delassus au XIIIe Congrès de médecine.

En 1905, Stapfer, dans son opuscule complémentaire du *Traité de Kinésithérapie gynécologique*, donne en quelques pages une description magistrale de la cellulite généralisée chez les femmes, à laquelle il attribue une origine abdomino-pelvienne (troubles de la circulation).

En 1908, Wetterwald, dans son travail sur *les Névralgies du tissu cellulaire*, croit que la cellulite reconnaît, chez la femme et chez l'homme, dans la sphère génitale et en dehors d'elle, une origine commune, qui serait une perturbation vaso-motrice, le ralentissement de la circulation, l'irritation chronique des nerfs vaso-moteurs et sensibles sous l'influence d'une intoxication (exogène ou endogène). Il se demande si certaines affections arthritiques, débutant par l'hypertrophie et la congestion du stroma conjonctif pour aboutir à la sclérose, ne seraient pas combattues efficacement par un traitement physique.

En 1909, le même auteur émet l'hypothèse que les altérations du tissu cellulaire sous-cutané, exclusivement étudiées jusqu'ici, sont communes à tous les arthritiques, sont accompagnées d'altérations identiques du tissu conjonctif général, ont pour origine un trouble de nutrition, dont la cellulite sous-cutanée et les diverses névralgies seraient le symptôme visible, palpable et sensible, et les affections réunies jusqu'ici sous la dénomination d'arthritisme (ou maladies de la nutrition), les symptômes moteurs, vaso-moteurs, sécrétoires et trophiques (La Présclérose organique et son traitement manuel : IIe Congrès de Physiothérapie des médecins de Langue française).

Au même Congrès, Deschamps (de Rennes) fait une communication sur *la Panniculite abdominale et les Névralgies cellulitiques* traitées par l'hydrothérapie, l'électricité et le régime alimentaire.

Parmi les auteurs qui ont signalé l'origine arthritique et préconisé le traitement manuel de certains troubles fonctionnels de la peau (sensibles, sécrétoires, vaso-moteurs et trophiques), il faut mentionner Hirschberg (de Paris), qui a fait à ce sujet, entre autres travaux, une communication remarquable à la Société de Kinésithérapie (*Revue de Cinésie*, 1909, n° 1).

SYMPTOMES

La cellulite offre une symptomatologie très complexe, qui s'étend à tous les caractères objectifs et subjectifs par quoi se reconnaît la diathèse neuro-arthritique. Pour en faciliter la description, on peut diviser les symptômes cellulitiques en six catégories, selon le mode par lequel ils se manifestent : *sensitivo-sensoriel, moteur, vaso-moteur, sécrétoire, trophique*. Mais la symptomatologie d'ensemble se retrouvera dans le chapitre du diagnostic des formes cliniques.

Troubles de la sensibilité

Les troubles de la sensibilité se manifestent sous la forme d'*algies*. Ce caractère est évidemment le plus pénible pour le malade, mais il n'est peut-être pas le plus fréquent, ni le plus grave des symptômes de la cellulite. Sa gravité varie selon la région affectée.

Les algies les plus fréquentes sont celles qu'on désigne sous le nom de *douleurs rhumatismales* ou rhumatoïdes. Leur siège ordinaire est à l'épaule, à la nuque, à la région lombaire, aux genoux.

Viennent ensuite les *névralgies* classiques du sciatique, du trijumeau, des nerfs intercostaux, et autres; on peut ranger dans un groupe spécial les névralgies abdomino-pelviennes.

Fréquents sont les troubles de la sensibilité spéciale se manifestant par une sensation de froid ou de chaud et complètement indépendants de la température extérieure.

Cette sensation est purement subjective et ne correspond pas à une augmentation ou diminution de la température dans la région affectée. Du moins la main ne perçoit-elle pas de différence appréciable.

Troubles moteurs

Le plus fréquent des troubles moteurs est *l'asthénie*. Elle peut être prédominante dans un territoire musculaire ou généralisée. Mais la *parésie* et *l'impotence fonctionnelle* partielle ou complète de tout un membre du tronc ou de la musculature cervico-faciale ne sont pas rares. Dans les névralgies du trijumeau, en particulier, on observe de la difficulté de la parole et de la mastication, indépendamment de la crainte provoquée par le retour possible des accès. Les troubles moteurs dans la sciatique sont bien connus.

Troubles sécrétoires

Chez certains cellulitiques, les symptômes sont principalement d'ordre sécrétoire : modification en quantité ou en qualité des sécrétions, qui offrent parfois des types opposés alternatifs (dyspepsie avec hypo et hyperchlorhydrie). L'anurie et les urines nerveuses des lithiasiques rénaux rentrent dans cette catégorie de phénomènes dits réflexes. L'augmentation des sécrétions bronchiques dépend vraisemblablement, chez certains vieillards et les catarrheux, de l'irritation des filets nerveux moto-sécrétoires par sclérose du tissu conjonctif broncho-pulmonaire.

Les sécrétions peuvent être altérées, diminuées, augmentées et même supprimées.

Troubles sensoriels

On doit ranger dans cette catégorie non seulement les troubles mis sur le compte des névralgies, mais tous ceux au sujet desquels les spécialistes ne relèvent aucune altération anatomique qui puisse les expliquer, et qu'ils attribuent avec juste raison à des modifications de la circulation et de l'innervation (congestions locales, nervosisme, surmenage, etc.). Ces troubles sensoriels peuvent même être accompagnés de lésions trophiques susceptibles de guérir par un traitement général ou régional [1].

Les modifications sensorielles du tact sont caractérisées par une sorte d'engourdissement, de diminution de la finesse du toucher, parfois de la maladresse dans la préhension.

Dans la sphère génitale, on observe tous les troubles rapportés à la neurasthénie.

On observe fréquemment chez les névralgiques une asthénopie accommodative dont le mécanisme est le suivant : névralgie-névrite du trijumeau (br. ophtalmique, nerfs ciliaires), fatigue et impotence du muscle ciliaire, absolument analogue à la parésie du bras dans la névralgie cellulitique de la région deltoïdienne. La disparition de la névralgie a pour conséquence l'amélioration de l'accommodation, ainsi que j'en ai vu maints exemples.

1. Wetterwald. *Effets réflexes du massage dans certaines affections oculaires.* (Arch. gén. de kin., 1909, n° 6.)

Troubles vaso-moteurs

Quelques-uns d'entre ces symptômes se confondent avec les troubles de la sensibilité; on observe en outre des modifications dans la coloration des téguments, des hyperémies et anémies locales, des congestions erratiques, des augmentations et diminutions de la tension artérielle et veineuse, de l'asphyxie locale, etc.

Ces troubles sont de la plus haute signification en gynécologie, où ils dominent toute la pathologie des organes abdomino-pelviens. C'est à eux, à leur importance, à leur fréquence, à leurs formes variées, qu'il faut rapporter les stases, congestions, métrorragies, leucorrhées (en faisant la part de l'infection primitive, s'il y a lieu), adhérences, dislocations, tumeurs de volume croissant et décroissant selon l'époque du mois (voir Stapfer : *Traité de Kinésithérapie gynécologique*, Maloine, Paris, 1897). Il faut également rapporter aux perturbations vaso-motrices, conséquences de la cellulite, les congestions erratiques qui errent, en effet, chez les femmes mal réglées (génitales, ménopausiques ou vierges pubères), du bassin au poumon, au larynx, aux yeux, à l'intestin, aux glandes.

Le dermographisme est un trouble vaso-moteur fréquent dans certaines névralgies-névroses.

Troubles trophiques

Les troubles trophiques peuvent survenir d'une façon brusque et soudaine, ou être la conséquence lointaine d'altérations chroniques dans la couleur, la consistance, l'épaisseur, la nutrition des tissus.

Le trouble trophique habituel de la cellulite sous-cutanée est la sclérose du derme et de son pannicule ; de la cellulite péri-articulaire, l'épaississement des tissus qui entourent la jointure, et l'atrophie des éléments musculaires par dégénérescence adipo-scléreuse. Mais il en existe bien d'autres (zona dans la névralgie intercostale, modifications dans la coloration et la pousse des poils, dermatoses, etc.).

L'obésité et l'amaigrissement sont des troubles trophiques qui accompagnent la cellulite au même titre que les névralgies.

Symptômes abdomino-pelviens

On peut former un groupe de cellulitiques qui comprendrait les femmes atteintes du *syndrome abdomino-pelvien*. Il présenterait ce caractère particulier d'offrir à lui seul un ensemble complet de tous les aspects de la cellulite. Tous les systèmes, tous les organes, tous les tissus semblent atteints chez les malheureuses offrant le tableau de ce que STAPFER a si bien nommé *la misère gynécologique*. En réalité, les lésions primitives portent exclusivement sur le système conjonctif sous-cutané, sous-muqueux, interséro-muqueux, sur celui des vaisseaux et des nerfs. Pour cet auteur (et j'ai puisé dans son enseignement aussi bien que dans d'innombrables observations des raisons capables de convaincre les plus sceptiques et les plus dogmatiques), *la cellulite est l'altération principale et commune de toutes les affections de la femme*. La méconnaître et la négliger, c'est perdre son temps, dans la majorité des cas, à traiter des symptômes secondaires.

MARCHE

La cellulite normale, si l'on peut s'exprimer ainsi, n'est autre chose que l'acheminement lent et progressif vers la vieillesse par l'usure des éléments nobles et l'envahissement ou l'altération du tissu conjonctif. Elle peut donc évoluer sans bruit et ne se manifester que par la déchéance des fonctions,mise sur le compte de l'âge. Mais trois facteurs principaux interviennent d'ordinaire pour en accélérer ou en modifier l'allure. Ce sont : *l'hérédité, les habitudes, les traumas.*

Hérédité. — Si au vocable *arthritisme* qui ne correspond aucunement, dans les neuf dixièmes des cas, à la réalité des symptômes, on substitue celui de *cellulite*, qui a une signification anatomo-pathologique précise, on ne remplace pas seulement un mot par un autre, mais on donne une base étiologique à une conception vague, et on explique du même coup les variétés morphologiques issues d'une seule et même espèce. Nous verrons,à propos du traitement,qu'il prouve l'unité de la maladie par l'unité de la thérapeutique et la constance des résultats. Nous savons, par les admirables travaux de M. le professeur Bouchard et de M. Lancereaux, que les manifestations si variées de l'arthritisme, la migraine, la bronchite chronique, la sensibilité au froid, l'eczéma, le rhumatisme, la dyspepsie, se substituent l'une à l'autre dans le cours des générations. Rien de plus logique, puisqu'elles peuvent également coexister ou se remplacer chez le même individu, en tant qu'effets sensibles, moteurs, vaso-moteurs, trophiques, sécrétoires, d'une seule et même affection : la cellulite.

Nos ascendants nous transmettent, en même temps

qu'une prédisposition à certaines qualités physiques et psychiques, la tare neuro-arthritique ou cellulitique, qui fera pencher la balance plus ou moins bas, selon l'ancienneté de l'hérédité, la consanguinité de conjoints tarés, le surcroît qu'eux-mêmes y ajouteront par leurs habitudes d'hygiène défectueuse, qui sont des traumas internes, auxquels il faut joindre ceux venus du dehors.

HABITUDES. — Pas n'est besoin de longues explications pour se figurer le procédé suivant lequel nous ruinons notre santé, et la variété d'affections qui viendra dès lors fleurir sur le vieux tronc cellulitique. Le gros mangeur, et surtout le tachyphage (JACQUET) deviendra dyspeptique, érythrosique, acnéique, migraineux ; le fumeur fera de l'angine de poitrine, de l'artério-sclérose, des névralgies; le sédentaire sera obèse, rhumatisant, goutteux; l'intellectuel, le travailleur cérébral tombera dans la neurasthénie. Mais tous, sans exception, présentent, et dans la région affectée, et en d'autres parties du corps, des zones de cellulite se manifestant par des névralgies spontanées ou provoquées par le palper.

TRAUMAS. — On s'accorde à peu près généralement pour entendre ce mot dans son sens le plus large, c'est-à-dire pour l'attribuer non seulement aux coups, chocs, blessures, mais à tous les actes de la vie courante, même physiologiques, lorsqu'ils se présentent avec un caractère d'habitude, et qu'ils sont accomplis ou subis par un organisme taré. C'est ainsi qu'il faut l'entendre ici. Les premiers observateurs de la cellulite avaient déjà constaté que la grossesse pouvait en être le point de départ, chez les femmes nerveuses et arthritiques, ou l'aggraver. A plus forte raison la mauvaise hygiène *du vêtement* (corset, insuffisance), *de l'alimentation* (tachyphagie, alcoolisme, caféisme), *de l'habitation* (air confiné), *du mouvement* (sédentarité, sports), *de la profession* (couturières, blanchisseuses, cuisinières), jouera un rôle d'autant plus néfaste qu'il n'est pas occasionnel et passager, mais quotidien et continu.

Je ne saurais passer sous silence l'accélération et la gravité souvent particulières qu'imprime à la cellulite un genre de traumatisme autrefois rare et pour ainsi dire exceptionnel, mais que les progrès merveilleux de la technique chirurgicale ont rendu d'un usage courant, de sorte que les familles dans lesquelles le chirurgien n'a pas eu l'occasion d'intervenir sont relativement peu nombreuses : je veux parler des opérations, quelles qu'elles soient. Et de même qu'il n'entre pas dans mes intentions ni dans ma compétence d'en apprécier ici l'opportunité, de même il ne saurait être question d'en discuter les résultats spéciaux, bons ou mauvais. Il ne s'agit que de l'acte opératoire, considéré au point de vue de son influence sur la marche d'une affection chronique, très souvent latente, et si fréquente qu'on peut dire que c'est la maladie du genre humain. Or cette influence est manifeste, et s'exerce toujours dans un sens péjoratif. Les femmes opérées qu'on interroge là-dessus sont très affirmatives : leurs douleurs ou leurs malaises ont débuté ou se sont aggravés quelques mois après leur opération. Cette affirmation concorde avec les conclusions de MM. Sicard et Roussy touchant les résultats éloignés des ovariotomies (Société médicale des Hôpitaux, 1903). Sur 100 opérées l'adipose est nulle chez 7,5, moyenne chez 35, considérable chez 57,5 ; l'asthénie et les douleurs sont fréquentes; 67 présentent des troubles mentaux. Si l'on admet d'une part que les observateurs n'ont entendu parler que des douleurs spontanées, et que d'autre part la douleur est loin d'être l'unique manifestation de la cellulite, on conviendra que leur statistique reste plutôt au-dessous de la vérité.

La marche de la cellulite est en outre modifiée par des poussées *aiguës* ou *subaiguës*, dont chacune fait avancer le malade d'un pas vers la sclérose organique en laissant derrière elle une induration cellulitique.

Il faut ranger parmi les premières, entre autres :

Les névralgies et névrites aiguës ;

Les œdèmes rhumatismaux ;

Les œdèmes abdomino-pelviens aigus (salpingites et péri-salpingites) ;

Les mono et polyarthrites toxi-infectieuses aiguës (la formation de pus est une complication très importante au point de vue du pronostic, mais qui ne modifie pas les autres symptômes) ;

L'appendicite aiguë ;

La phlébite.

Les secondes comprennent les formes subaiguës de ces maladies. On peut y ajouter :

Le coup de fouet ;

Le lumbago aigu,

qui sont des épanchements intercellulo-musculaires.

La cellulite subaiguë peut être traitée immédiatement par le massage ; dans les formes aiguës, le traitement médical (et, s'il y a lieu, chirurgical) doit être employé d'abord, jusqu'à sédation des symptômes de début. Cependant on a essayé avec succès le massage dans le rhumatisme articulaire aigu [1] et l'appendicite aiguë [2]. En tout cas, la fièvre n'est jamais une contre-indication, et il y aura toujours avantage à commencer le traitement manuel, sans attendre la complète dis-

1. Kouindjy (Société de Kinésithérapie, séance du 16 déc. 1904).

2. Bourcart (*Revue médicale de la Suisse romande; Archives générales de Kinésithérapie*, mai 1909).

parition des symptômes inflammatoires, et sans astreindre le malade à un alitement trop prolongé.

ANATOMIE ET PHYSIOLOGIE PATHOLOGIQUES

La cellulite est une affection sur laquelle les investigations des anatomo-pathologistes sont actuellement encore peu nombreuses. Il faut donc se contenter des rares observations histologiques, que nous possédons, et d'hypothèses plus ou moins fondées, ayant pour bases les symptômes cliniques d'une part, et de l'autre, la technique et les résultats du traitement.

La clinique réunit déjà, sous la dénomination d'arthritisme, maladies par ralentissement de la nutrition, des affections d'allures fort disparates, mais qui présentent cependant un air de famille. Il serait surprenant que cette tare commune ne laissât pas de traces permettant de la constater sur la table de dissection ou sur le vif, ou de la reproduire expérimentalement. Or, procès-verbaux d'autopsie, de biopsies, et reproductions expérimentales existent, mais en petit nombre, et il faut les chercher. Nous résumerons ici le résultat de ces recherches.

Dercum, qui avait cru découvrir dans la forme ultime ou pré-ultime de la cellulite une maladie nouvelle, publia dans la suite le compte rendu de plusieurs autopsies de malades ayant présenté, durant leur existence, des symptômes d'adipose douloureuse. En outre des altérations du corps thyroïde ou de la glande pituitaire, constatées dans certains cas, absentes dans les autres, consistant en dégénérescence calcaire, en « atrophie irrégulière avec hypertrophie compensatrice » (altérations dont on a voulu faire la cause de la transformation adipo-scléreuse du tissu conjonctif, tandis qu'il nous semble plus logique d'en faire la conséquence), les procès-verbaux d'autopsie signalent constamment des *lésions de névrite interstitielle* au niveau des filaments nerveux inclus dans les masses adipeuses sous-cutanées; ces dernières renfermaient également des ganglions hémolymphatiques, montrant sur une coupe, des vaisseaux sanguins au milieu d'un tissu réticulaire et des cellules lymphoïdes [1].

En 1895, Collins, de Philadelphie, observe, dans un cas d'adipose douloureuse avec examen histologique, l'hyperplasie conjonctive avec infiltration graisseuse des cellules conjonctives.

Dercum a, d'autre part, pratiqué des examens histologiques nombreux d'un des cas qu'il a soignés, et a pu constater *de visu* le début du processus par l'œdème et son évolution vers l'adipose avec terminaison scléro-adipeuse. Cette biopsie concorde avec les résultats des autopsies, où l'on a trouvé réunis sur le cadavre les trois stades de la maladie.

Le Dr Pierre Geoffroy-Saint-Hilaire, dans sa thèse inaugurale sur *les Œdèmes abdomino-pelviens en gynécologie*, a montré comment ces œdèmes mous et durs qui englobent parfois utérus, trompe, ovaire, anse grêle, sont les premiers degrés d'une transformation fibreuse du tissu conjonctif. N'ayant pas eu à faire d'autopsie de malades soignés par lui, il rapporte ce que dit à ce sujet Aran dans ses *Cliniques sur les maladies de l'utérus:*

« Je trouvai sur l'un des côtés du col de l'utérus un noyau d'induration, douloureux à la pression... Après la mort, ce noyau avait beaucoup perdu de sa consistance, mais... je pus m'assurer qu'il était cons-

1. *Semaine Médicale*, 1903, n° 5.

titué dans un cas par du tissu cellulaire imprégné de sang et dans l'autre par du tissu cellulaire infiltré de lymphe plastique. Dans un troisième cas... le noyau analogue aux deux précédents... était constitué par du tissu cellulaire induré, dans lequel mon savant collègue Ch. Robin a reconnu la présence de nombreux noyaux fibro-plastiques. »

Geoffroy-Saint-Hilaire a reproduit sur le cadavre « les exsudats séreux, les œdèmes jeunes, les œdèmes dus aux stases veineuses... qui représentent la première étape de bien des affections génitales débutant par une infiltration du tissu cellulaire et aboutissant à ces affections chroniques qui siègent tout à la fois dans l'appareil utéro-annexiel et dans le tissu conjonctif qui le tapisse. »

Pour Stapfer, le caractère anatomo-pathologique commun des cellulites est la *dilatation des veines* et le *resserrement des artères*, altérées ou non, avec *infiltration ambiante*, diffuse ou localisée, puis *épaississement du tissu conjonctif* formant des tuméfactions de volume variable depuis une tête de fœtus jusqu'à un grain de riz. La cellulite aboutit à la sclérose. C'est une *présclérose*.

Les névrites périphériques sont la *cause* des œdèmes localisés; elles trouvent chez les arthritiques un terrain préparé par les troubles de la circulation, par le traumatisme, par la diminution de la résistance, par le mauvais état général (Chuffart, Thèse d'agrég.). *L'engorgement et l'obstruction des voies lymphatiques* constituent le *mécanisme* des œdèmes.

Pour les auteurs qui ont étudié l'anatomie pathologique du tissu cellulaire, il n'y a pas lieu de faire de distinction, à ce point de vue, entre les œdèmes étendus, les œdèmes localisés, et d'autres manifestations analogues : nodosités éphémères (Féréol), nodosités sous-cutanées rhumatismales (Troisier), lipomes, pseudo-lipomes (Verneuil, Potain), obésité, sénilité précoce, sclérodermies, maladie de Dupuytren, trophonévroses. Ces productions pathologiques sont constituées au début par du tissu de granulation pur, par des noyaux inflammatoires de nouvelle formation. Ces éléments évoluent ensuite vers le tissu fibreux.

Pour nous résumer, nous voyons au début de la présclérose du tissu cellulaire *des névrites périphériques*, engendrées elles-mêmes par la congestion chronique des éléments conjonctifs des nerfs et du voisinage des nerfs due à des troubles héréditaires et acquis de la circulation et de la nutrition. La névrite à son tour produit ses effets bien connus sur les appareils moteurs, sensibles, vaso-moteurs et sécrétoires ; ainsi se trouve constitué le cercle vicieux. Il est donc assez oiseux de discuter pour savoir lequel a débuté, de l'œdème ou de la névrite.

On peut réunir ces deux processus identiques et simultanés sous le vocable de *cellulo-névrite*.

FORMES CLINIQUES

Les aspects cliniques de la cellulite sont très nombreux et très variés en raison de la prédominance fréquente d'un symptôme sur un autre, et de la diversité des troubles fonctionnels qu'elle peut causer.

J'ai réuni dans ce travail quelques-uns des types qu'elle peut revêtir dans le domaine de la sensibilité.

Nous étudierons donc successivement les modalités suivantes :

Névralgie intercostale ; pleurodynie ;
— sciatique ;
Névralgie du trijumeau ;
Occipitalgie, scapulalgie, torticolis ;
Lumbago ; névralgie lombaire ;
Rhumatisme musculaire ;
Métatarsalgie (névralgie de Morton) ;
Périarthrite ;
Périphlébite ;
Angine de poitrine ;
Névralgies abdomino-pelviennes ; affections gynécologiques ;
Pseudo-appendicite ;
Maladie de Dercum. Œdème névropathique, rhumatismal.

Je signalerai également le rôle important que jouent les névralgies cellulitiques dans l'étiologie de la *neurasthénie*, et celui qu'on sera peut-être amené à leur attribuer dans l'éclosion des *crampes professionnelles*.

Névralgie intercostale ; pleurodynie

La considération la plus intéressante à faire pour la névralgie intercostale (et elle s'appliquera, d'une façon générale, aux autres névralgies) est que la douleur siège en réalité dans les ramuscules cutanés qui s'épanouissent dans la peau de la paroi thoracique et abdominale, et jusque dans le moignon de l'épaule, le bras et la région lombaire.

On met ce fait en évidence en pinçant légèrement la peau en différents endroits : vient-on à comprimer un filet nerveux, la sensation indifférente ou désagréable ressentie ailleurs se change en une vive douleur. Chez les sujets normaux, on ne parvient jamais à provoquer une réaction aussi violente, même par des *pinçons* énergiques.

On peut éveiller la douleur caractéristique, aux lieux d'élection, en comprimant légèrement la peau contre une des côtes, ce qui prouve encore qu'il n'est pas nécessaire, pour qu'il y ait névralgie intercostale, que le tronc nerveux principal soit atteint par le processus cellulo-névritique.

Ainsi que pour les autres névralgies, il est nécessaire, si l'on veut faire un traitement complet et étiologique, de rechercher la cellulite dans les autres régions du corps et de la traiter par le même procédé, c'est-à-dire par la malaxation cutanée.

Je n'ai jamais réussi à établir une distinction entre la *pleurodynie* et la *névralgie intercostale*. Mêmes points douloureux, mêmes symptômes moteurs et respiratoires.

La névalgie intercostale serait plus fréquente chez la femme que chez l'homme et les uns ont incriminé les affections utéro-ovariennes (Bassereau) tandis que d'autres pensent au contraire que nombre de ces dernières ne sont que des névralgies (Valleix). L'une et l'autre opinion contiennent une part de vérité : la névralgie est le symptôme sensible de la cellulite dont la fréquence, dans l'un ou l'autre sexe, ne relève que de l'hérédité d'une part, et des causes d'excitation nerveuse et de troubles circulatoires, d'autre part. La femme est, de par la vulnérabilité de son appareil génital, la richesse de sa circulation abdomino-pelvienne et l'abondance du tissu conjonctif de cette région, plus exposée que l'homme à la cellulite. Le port du corset, la mauvaise hygiène respiratoire, la vie sédentaire, la station assise prolongée, favorisent la localisation de la névralgie au thorax antérieur et postérieur. On observe souvent, chez les jeunes filles et femmes s'exerçant au piano ou travaillant à la couture, *un point névralgique* situé sous l'omoplate.

On a décrit, sous le nom d'*épigastralgie*, de *mastodynie*, des douleurs localisées au creux épigastrique, au sein, qui présentent tous les caractères de la cellulite. Elles offrent une gravité particulière, en ce qu'elles exposent le sujet à des erreurs de diagnostic préjudiciables.

J'ai soigné et débarrassé de ces douleurs plusieurs malades qu'une épigastralgie continuelle avec phénomènes vaso-moteurs et sécrétoires (dyspepsie, vomissements, flatulence, pyrosis) condamnaient sans résultat à la médication alcaline, acide, eupeptique, absorbante, amère, calmante, antiseptique.

La mastodynie peut être accompagnée, comme toutes les névralgies (œdème rhumatismal), de tuméfactions. La glande mammaire possède un tissu cellulaire abondant qui lui constitue une couche antérieure, et une autre postérieure (rétro-mammaire). Aux époques menstruelles, ce tissu cellulo-adipeux s'œdématie, et devient douloureux chez beaucoup de femmes. Chez celles qui souffrent du ventre (troubles circulatoires abdomino-pelviens), l'œdème devient chronique, et est sujet à des exacerbations se manifestant sous forme d'augmentation des douleurs, de tumeurs passagères et même, jusqu'à un certain point, persistantes (*tumeur irritable du sein* des chirurgiens). Il est fort possible que des tumeurs de ce genre aient été opérées; de même qu'on opère assez fréquemment des œdèmes salpingiens, dont l'étiologie et la nature sont identiques. (Bralant: « Œdèmes annexiels et infiltrations cellulitiques du bassin », *Revue de Cinésie*, juin 1908; Geoffroy-Saint-Hilaire: *Des œdèmes abdomino-pelviens en gynécologie*, thèse, Paris, 1898.)

La névralgie intercostale se complique de troubles

moteurs (dyspnée, impotence musculaire) et trophiques (zona) bien connus.

Peut-être certains épanchements pleurétiques, certaines fluxions pleuro-pulmonaires, sont-ils des effets vaso-moteurs et sécrétoires d'œdèmes cellulitiques et de névrites profondes.

Le sujet atteint de névralgie intercostale, à sa période et sous sa forme aiguës, a d'abord recours aux soins de son médecin ordinaire, qui lui applique le traitement qu'il juge le plus convenable. Cette remarque s'applique aux autres névralgies. Nous n'avons donc presque jamais l'occasion d'intervenir au début de cette affection, où le traitement par le repos et les applications calmantes nous semble préférable à des manipulations intempestives. L'essentiel est de ne pas s'attarder à cette thérapeutique anodine, c'est-à-dire symptomatique, anti-douloureuse, plus longtemps qu'il n'est utile.

Le plus tôt possible, il faut chercher les points douloureux cutanés, au voisinage des rameaux perforants. C'est dans les ultimes ramifications de ces filets nerveux que siège la douleur, et c'est autour de ces ramifications que débute la cellulite, laquelle peut remonter, avec le temps, le long des conducteurs de la sensibilité jusqu'aux troncs plus importants.

Il n'est pas rare d'observer, dans la névralgie thoracique, des fluxions du tissu cellulaire sous-cutané, appréciables à la vue, et produisant une véritable déformation de la région.

Névralgie sciatique

Ce qui a été dit de la névralgie intercostale s'applique à la névralgie sciatique, mais l'étude de cette affection si répandue appelle quelques réflexions particulières :

Si la sciatique vraie, idiopathique, consiste en une lésion du tronc principal du nerf, comment se fait-il que l'on ne trouve pas constamment ces altérations dans les examens cadavériques? Dans bien des cas, en effet, où l'autopsie, l'opération ont mis sous les yeux les nerfs prétendus malades, on n'a constaté aucune anomalie macroscopique ni microscopique. Peut-être ces anomalies existaient-elles dans les rameaux cutanés.

La sciatique vraie doit donc être beaucoup plus rare qu'on ne le croit. Les altérations, lorsqu'elles existent, sont dues à la névrite ascendante consécutive aux traumatismes accidentels ou chirurgicaux, et à la cellulite ancienne. Je ne parle pas ici, bien entendu, des sciatiques secondaires.

On peut mettre en évidence les fameux points de Valleix en totalité ou en partie chez tous les névralgiques et rhumatisants. Ainsi que je l'ai déjà fait remarquer, les points classiques de la sciatique répondent à une idée préconçue. On s'est dit : le nerf est malade, donc il doit réagir aux endroits où il repose sur un plan osseux. Et comme la peau atteinte de cellulite présente une infinité de points douloureux ; comme, d'autre part, il est plus facile de provoquer cette douleur lorsque les téguments sont peu éloignés d'un plan résistant, on a repéré aisément les points iliaque, sacro-iliaque, péronéo-tibial, malléolaire externe et dorsal du pied. Pour les autres, il a fallu enfoncer les doigts plus profondément ; mais puisqu'ils *devaient* exister, on a comprimé les téguments jusqu'à la rencontre du squelette, et le malade a fini par crier. Or on peut obtenir ce résultat avec beaucoup moins de peine, en soulevant la peau et en la comprimant légèrement entre les doigts. Il devient alors manifeste que la douleur affecte la peau, où aboutissent les filets microscopiques des rameaux cutanés : branches récurrentes du petit nerf sciatique innervant la peau de la région fessière, branche cutanée de la région postérieure de la cuisse, et de la jambe ; ramuscules du fémoral cutané externe, du cutané péronier...

Ce faisant, on a ébauché le traitement rationnel et spécifique de la sciatique, car ce traitement existe, quoi qu'en disent les auteurs. On peut joindre à la malaxation *cutanée* (et je n'y manque jamais) l'élongation du nerf, de ses branches, et surtout des nerfs cutanés, par élévation du membre inférieur en extension, ce qui constitue un véritable massage, par lequel sont allongées et raccourcies, vidées et remplies, les veines dilatées et variqueuses (QUÉNU), si les nerfs présentent de telles altérations. On parfait le traitement par la rééducation de la musculature atrophiée et impotente. Ainsi on guérit toutes les sciatiques si elles ne sont pas arrivées au stade scléreux, à condition de ne pas négliger, en même temps, le traitement de toutes les autres cellulites concomitantes, ignorées du malade tant qu'on n'a pas mis le doigt dessus.

En présence de résultats aussi constants et aussi sûrs, je n'aurais pas lu sans une certaine émotion les conclusions du professeur FR. SCHULTZE, de Bonn, relatives au traitement de la sciatique par le massage[1], si je n'avais acquis la conviction que la technique et les résultats du massage variaient énormément d'un praticien à un autre.

Après avoir constaté que le nombre des malades hommes l'emportait de beaucoup sur celui des femmes, « ce qui exclut, dit-il, toute étiologie psychique, puis-

1. *Zentralbl. f. inn. med.*, 1907, n° 24.

que l'hystérie, du moins en Allemagne, est plus fréquente chez ces dernières », et que les lésions observées consistent en *un processus inflammatoire localisé au tissu conjonctif qui entoure le nerf*, le professeur Fr. Schultze termine ainsi sa communication : « Non seulement le massage n'a, au dire des malades, procuré aucun soulagement, mais a été souvent nuisible, surtout dans les cas récents. »

Si, comme je le suppose dans les cas du professeur Fr. Schultze, le massage a consisté en pétrissage, hachement, pression, tapotement des masses musculaires, il a évidemment exercé une influence minime sur le siège de la douleur, qui est le tissu cellulaire sous-cutané. Le résultat obtenu a été constamment un échec semblable à celui que je cite dans l'observation concernant le rhumatisme musculaire (voir plus loin), ou analogue au cas suivant :

Observation I

M. D..., architecte, 58 ans, s'est adressé à moi en 1905 pour une sciatique ancienne du côté droit. L'origine de cette névrite peut être rapportée à deux coups de feu reçus dans la jambe pendant la guerre de 1870-1871, et qui ont déterminé une ankylose partielle de la hanche. Trois semaines d'un traitement consistant en pétrissage des muscles, hachement, foulage, tapotement, effleurage, n'amenèrent aucun soulagement. On essaya ensuite des bains d'air surchauffé, qui n'eurent pas un meilleur résultat. Je suis convaincu que le traitement manuel des névralgies superficielles aurait eu, si je l'avais employé à cette époque, un meilleur effet, malgré l'ancienneté de la maladie.

Observation II

Sophie Z..., 40 ans, souffre depuis trois semaines d'une sciatique droite. Points de Valleix ; signe de Lasègue. Au bout de cinq séances, la marche est redevenue facile, bien que la malade traîne encore la jambe. En quinze jours, guérison totale.

Remarque qui confirme bien le fait de la pluralité et de la succession des névralgies : cette malade avait eu, plusieurs années avant cette attaque de sciatique, des migraines fréquentes, de l'épigastralgie et des névralgies faciales. Les douleurs épigastriques étaient accompagnées de sialorrhée, d'éructations et de vomissements. Elles disparurent spontanément sans laisser de trace ; le sujet jouit actuellement d'un excellent appétit et a des digestions parfaites.

Toutes les sciatiques ne guérissent pas avec cette facilité : beaucoup de cas sont très tenaces. Par la méthode de recherche et le traitement des névralgies cellulitiques, on peut presque à coup sûr certifier la guérison.

Ces points douloureux appartiennent au domaine du **nerf fessier inférieur** ou **petit sciatique**, pour la plupart. On les trouve, de la crête iliaque au talon, dans les territoires suivants, dont j'indique l'innervation :

Région lombaire, partie externe : *rameau fessier de la branche antérieure de la première paire lombaire* s'anastomosant avec *le rameau fessier de la douzième intercostale.*

Région fessière, partie interne : *branche récurrente*

du petit sciatique ; partie externe et région trochantérienne : *rameaux postérieurs du fémoral cutané externe.*

Région fémorale, postérieure : *petit nerf sciatique, rameaux perforants internes et externes.*

Région jambière, postérieure : *rameaux terminaux du même.*

Il faut repporter au *nerf cutané péronier*, branche du sciatique poplité externe (nerf grand sciatique) ; les douleurs de la région cutanée péronière.

Dans nombre de cas dénommés *sciatiques*, les points les plus douloureux se trouvent *dans la région crurale* là où s'épanouissent les rameaux perforants et cutanés issus du nerf musculo-cutané externe et interne ; *à la partie interne de la région du genou* (rameau rotulien du nerf saphène interne), et de la jambe (*rameaux jambiers*, du même).

Les pointes de feu, dans le traitement de la sciatique, sont plus souvent appliquées là où *doit être* la névrite que là où *elle est* : c'est peut-être la cause de leur fréquente inefficacité.

Le signe de Lasègue est-il dû à l'élongation du nerf, ou à celle de la peau fessière et fémorale ? Je l'ai observé dans des cas où les patients venaient consulter pour des névralgies faciales, des rhumatismes scapulaires, des affections du ventre, et chez qui je découvrais des névralgies cellulitiques du membre inférieur. Il existe aussi un *Lasègue antérieur*, qu'on met en évidence en faisant étendre le malade sur le ventre : la flexion de la jambe sur la cuisse provoque une vive douleur dans la région fémorale antérieure ; cette douleur est due au tiraillement de la peau. Il en est sans doute de même pour le *Lasègue postérieur.*

Névralgie du trijumeau

S'il est une affection névralgique dont l'autonomie semble indiscutable, c'est bien cette redoutable névrite des trois branches de la cinquième paire. Cependant elle ne se distingue des *algies* et *odynies* que nous avons rattachées jusqu'ici à la cellulite ni par son étiologie, ni par son anatomie pathologique, ni par les symptômes d'ordre divers qu'elle présente, ni enfin par son traitement.

Les auteurs et les cliniciens s'accordent à placer en tête des causes le neuro-arthritisme, terme bien vague s'il ne correspond à aucune altération constitutionnelle commune à un certain nombre de sujets. Mais si l'on admet à l'origine un trouble neuro-circulatoire (ou toute autre cause déterminante du ralentissement des échanges nutritifs), on conçoit bien que le tissu conjonctif puisse être le siège d'un œdème permanent qui peut remonter des terminaisons nerveuses les plus fines jusqu'aux centres nerveux, en suivant la gaine cellulaire de ces conducteurs de la sensibilité et du mouvement. En réalité, on observe la névralgie du trijumeau chez tous les neuro-arthritiques, à tous les degrés et dans toutes ses formes. Jacquet a démontré qu'elle existe chez tous les acnéiques, érythrosiques, séborrhéiques, alopéciques : le contraire serait surprenant, puisque séborrhée, alopécie, érythrose, acné, sont des conséquences morbides de forme sécrétoire, trophique, vaso-motrice, motrice (tiqueurs), non pas de la névralgie, qui est le symptôme sensitif, mais de la cellulite. On objectera que l'œdème est lui-même un symptôme d'ordre vaso-moteur et sécrétoire (Cornélius) ; mais nous avons déjà fait remarquer que la pathogénie de la cellulite est un cercle vicieux, dans lequel les troubles circulatoires sont sous la dépendance du système nerveux, et influencent à leur tour la physio-pathologie des nerfs. Il en est ainsi de tous les phénomènes, qu'ils soient d'ordre cosmique ou biologique : les causes ne sont que des effets d'autres causes.

Il existe deux formes de la névralgie du trijumeau : une forme *fruste,* commune à beaucoup de névralgiques, conséquence des causes générales qui régissent la physiologie pathologique de ces individus, et une forme *complète,* due à la prédominance de certaines causes locales, héréditaires ou acquises. Il faut soigner la forme fruste chez tous les malades qui se plaignent d'une névralgie, en quelque partie du corps que ce soit, de crainte d'une localisation ultérieure prédominante à la face.

Il est évident que l'on doit tenir compte, dans le traitement de cette affection, de toutes les causes d'ordre mécanique (tumeur locale ou de voisinage) autres que l'œdème primitif du tissu cellulaire. Nous supposons que le patient n'a ni carie dentaire, ni évolution difficile de la dent de sagesse, ni affection oculaire, nasale, auriculaire, et qu'on l'a soustrait à toutes les causes ressortissant à l'hygiène générale ou fonctionnelle. Si la suppression de certaines d'entre elles est au-dessus des ressources de l'art, ou si la douleur survit à la cause qui l'a engendrée, le traitement manuel reste indiqué.

L'examen histologique donne la confirmation de l'hypothèse cellulitique : on a constaté des altérations du tissu conjonctif des nerfs ou des vaisseaux (névrite interstitielle). « Le processus de sclérose atteint le tissu conjonctif du névrilemme, du périnèvre et de l'endonèvre, étouffe les fibres nerveuses, les sépare... DANA

(1891) pense que la sclérose périvasculaire constatée si souvent dans les nerfs atteints de névralgie explique la fréquence particulière de la prosopalgie chez les gens âgés : la névrite chronique serait, dans ce cas, d'origine vasculaire... A côté de ces lésions vasculaires persistantes, appréciables au microscope, il est vraisemblable d'admettre que la névralgie puisse être déterminée par des alternatives d'hyperémie, de stase, ou d'anémie dans le nerf, variations circulatoires relevant de troubles d'innervation. Celles-ci entraînent un mauvais état de nutrition, une souffrance organique qui s'extériorise sous formes de douleurs névralgiques. » (PITRES ET VAILLARD). D'autres histologistes ont remarqué de la sclérose du ganglion de Gasser, de l'hypertrophie du tissu conjonctif interstitiel, qui enserre dans ses mailles les éléments nerveux (SŒNGER, KRAUSE).

En résumé, des auteurs d'une compétence indiscutable en la matière affirment l'existence de lésions constantes du tissu conjonctif nerveux et vasculaire dans la névralgie du trijumeau ; ils constatent que ces lésions cellulitiques aboutissent à la sclérose et en tirent argument pour expliquer la fréquence de l'affection dans la vieillesse. L'arthritisme, c'est-à-dire anatomiquement la pré-sclérose, n'est donc au fond qu'une sénilité précoce, et si le traitement manuel que nous préconisons contre le processus sclérogène donne vraiment les résultats que nous lui attribuons, il serait une véritable cure de rajeunissement, un bain de Jouvence.

J'ai pu observer à Berlin, à la Clinique du Dr CORNÉLIUS, deux cas très graves de névralgie de la cinquième paire ; l'un et l'autre de ces deux sujets avaient subi plusieurs opérations (névrotomie, résections) et on leur avait proposé, comme dernière ressource, l'extirpation du ganglion de Gasser. L'un de ces patients s'était arraché *lui-même* un certain nombre de dents. Tous deux ne pouvaient ni mastiquer, ni parler, sous peine de voir éclater une crise. Le détail de leurs observations sera vraisemblablement publié par le Dr Cornélius. Ces deux malades guérirent ; j'eus moi-même l'occasion de pratiquer sur eux le traitement.

En dehors de ces cas, je n'ai eu à traiter que des névralgies frustes, qui ont toujours cédé au traitement manuel.

Névralgies scapulaires et brachiales

On observe des névralgies de l'épaule, du bras, de l'avant-bras et de la main dans les cas dénommés rhumatisme musculaire, périarthrite scapulo-humérale, arthrite sèche de l'épaule, etc. Les points douloureux de la peau et du tissu cellulaire sont très nombreux chez certains malades. Les plus fréquents siègent aux régions suivantes, que je désigne par le nom du muscle, bien que la névralgie soit localisée au tégument : deltoïde, vaste interne (à 2 ou 3 travers de doigt au-dessus de l'épitrochlée), vaste externe (au tiers supérieur du bras).

Chez les sujets adipeux, la sensibilité vive à la pression occupe une assez grande surface ; chez les amaigris, il faut quelquefois rechercher longtemps le point douloureux qui ne couvre pas une surface plus grande que celle d'une tête d'épingle. Chez les premiers, la peau, le tissu cellulaire et les muscles forment un ensemble de plans difficiles à séparer les uns des autres ; chez les émaciés, au contraire, la peau donne aux doigts la sensation d'un linge qu'on froisse. Les points douloureux sont perdus dans ce tégument flasque, sans tonicité.

A l'avant-bras, la cellulite affectionne le tégument qui recouvre le corps charnu du groupe musculaire de la région externe (long supinateur et radiaux). On peut en trouver d'autres ailleurs.

Au poignet et à la main, explorez la face dorsale, en entier, et à la face palmaire, surtout l'éminence thénar. Les points névralgiques du bras, de l'épaule, et ceux de l'avant-bras, du poignet et de la main, sont probablement le point de départ des crampes professionnelles (voir plus loin). Ils sont certainement confondus journellement avec une affection articulaire. Cette erreur de diagnostic est celle qu'on observe le plus souvent : un patient est soigné depuis des années pour un rhumatisme de l'épaule, pour une arthrite scapulo-humérale ; il a épuisé tous les traitements préconisés contre ces maladies, sans résultat appréciable. Le palper fait découvrir les points douloureux de la région deltoïdienne, qui sont la cause de l'impotence fonctionnelle, de la raideur articulaire, et des troubles trophiques. Leur disparition amène le retour progressif des fonctions du membre et de l'article, si le cas n'est pas trop ancien. Mais il n'est pas rare de voir la multiplication des névralgies, la généralisation de la cellulite, amener à la longue un état neurasthénique des plus difficiles à combattre. Le pronostic, dans ces cas, devra être réservé, et ce n'est pas par semaines, mais par mois qu'il faudra compter pour obtenir un commencement d'amélioration.

Scapulalgie, occipitalgie, torticolis

La scapulalgie et, en général, les douleurs rhumatoïdes ayant pour siège la nuque, les épaules, la région omo-dorsale, les bras, ne sont qu'une des mille formes de la cellulite. On les observe très fréquemment chez les femmes, qui ont l'habitude de se couvrir insuffisamment le haut du corps. Les symptômes consistent en une grande sensibilité de la région jointe à des troubles fonctionnels. La vraie nature de ces affections, rangées, faute de la connaître, dans la catégorie très accueillante des rhumatismes, consiste essentiellement en un œdème du tissu cellulaire sous-cutané, œdème propagé vraisemblablement aux terminaisons des filets nerveux, au tissu conjonctif des aponévroses, des fascia, et des expansions aponévrotiques qui séparent les muscles et les faisceaux musculaires. Il est facile de s'assurer que la douleur est en réalité superficielle, en malaxant entre les doigts la peau de la nuque, des épaules et du dos. On met en évidence une quantité variable de points atrocement douloureux, dont la disparition progressive amène la guérison, c'est-à-dire l'absence de douleurs et le retour des fonctions. Les manœuvres de massage déterminent, dans les régions infiltrées, une rougeur caractéristique, et quelquefois du dermographisme. Aux endroits où la peau ne se laisse pas détacher du plan sous-jacent (occiput, épicrâne en général) on se contente de pressions vibrantes exercées avec l'index ou le médius.

J'ai remarqué, à mesure que je me familiarisais davantage avec la nature et le traitement des douleurs névralgiques ou rhumatismales, que les douleurs spontanées étaient plus rarement généralisées que localisées en une partie du corps, mais qu'il était indispensable, pour éviter les récidives rapides, de poursuivre la cellulite dans tous ses repaires, et pour cela, de faire un examen minutieux non seulement de la région indiquée par le malade, mais de tout le tégument.

Observation

M. S..., 75 ans, éprouve, depuis dix ans environ, des douleurs à forme névralgique, à point de départ costal, précordial et dorsal, s'irradiant dans les deux bras, surtout dans le gauche, et débutant brusquement sous l'influence de ces trois causes : marche, froid, période digestive. Emphysème léger et bronchite chronique. Usage du tabac. Il y a trois mois environ (juillet 1909), fatigue et dyspnée, bruit de galop, quelques râles fins aux bases. Pression artérielle : 19-20. Le repos au lit et le lait remirent les choses en ordre. Brusquement crise aiguë de *névralgie occipitale*, qui céda, quant à la douleur et à l'immobilité du cou, en une séance de massage. Deux ans auparavant, j'avais guéri M. S... d'une métatarsalgie (cellulite de la pulpe des orteils et de la région dorsale métatarso-phalangienne). A la suite de la crise d'occipitalgie, je procédai à un examen méthodique du tissu cellulaire sous-cutané, que je trouvai, en maints, endroits, transformé en un tissu d'apparence scléreuse. Atrophie musculaire marquée. Les pectoraux, très diminués de volume, étaient recouverts d'une couche de tissu conjonctif induré et gaufré : nodosités douloureuses sous la clavicule, au-dessus de l'épitrochlée, dans les interstices des muscles du bras, et ailleurs ; bandelettes de tissu induré le long du trapèze et du grand dorsal, points douloureux correspondant aux ramuscules extrêmes des perforants latéraux ; panniculite abdominale. A la suite d'un traitement manuel prolongé irrégulièrement pendant deux mois, les indurations et nodosités ont diminué sensiblement ; le sujet accuse un bien-être très marqué ; la malaxation est devenue indolore en beaucoup d'endroits. Les douleurs spontanées, tout en diminuant de fréquence, d'intensité et de durée, reviennent encore à la suite d'un effort, d'une digestion laborieuse, ou du froid.

Décembre. — Les douleurs spontanées et provoquées ont totalement disparu.

Lumbago. — Névralgie lombo-sacrée

La localisation lombo-sacrée de la névralgie cellulitique est d'une fréquence extrême et ressortit à des causes secondaires très variées, dont l'action semble toutefois s'exercer plus facilement et plus souvent, sinon exclusivement, en terrain névro-arthritique.

Ces causes occasionnelles (traumatisme, effort, fatigue, froid, lésion rénale, intestinale, gynécologique), font éclore une névralgie sacro-lombaire à début rapide ou lent, mais en outre on observe, chez tous les arthritiques (rhumatisants, névralgiques) des points plus ou moins douloureux que la palpation met en évidence (névralgies latentes), dans la zone cuti-cellulaire où aboutissent les filets terminaux des nerfs du plexus lombaire, des nerfs sacrés, des rameaux fessiers du fémoro-cutané et du petit sciatique.

Le lumbago peut évidemment être compliqué de la rupture de quelques fibres musculaires avec œdème, mais parce que l'on sent sous le doigt une induration circonscrite on n'est pas fondé à affirmer la déchirure musculaire. Cette nodosité peut être un œdème cellulitique, ou une contracture musculaire limitée à quelques fibres (Cornélius).

Si l'on recherche avec soin les antécédents des malades atteints de névralgie lumbo-sacrée, on découvrira souvent, dans leur passé, des manifestations arthritiques se rattachant par un lien manifeste à leur état actuel, comme dans le cas suivant.

Observation I

Mme S..., 70 ans, est alitée pour un lumbago atroce ayant débuté par des douleurs sourdes dans la région lombo-fessière. Ces douleurs présentèrent au bout de trois jours un caractère paroxystique. Quinze ans auparavant, *névralgie sciatique* ayant duré trois mois ; en 1904, *prosopalgie* ; en 1907, *névralgies intercostales* ; je constatai à cette époque une *panniculite* généralisée, c'est-à-dire d'innombrables zones douloureuses à la pression, réparties dans un tissu cellulaire adipo-scléreux et volumineux. En 1908, *douleurs dans les genoux*, avec limitation des mouvements, raideur et craquements. *Nodosités rhumatismales anciennes* dans les articulations phalangino-phalangiennes de l'index et du médius gauches.

Observation II

Je suis appelé auprès de Mlle P..., en novembre 1907, à l'occasion de vives douleurs survenues à l'époque de ses règles, et qu'il m'est difficile de localiser, de prime abord, avec précision. La malade indique le flanc gauche et les reins comme étant particulièrement sensibles ; elle dit qu'à chacune de ses époques, qui sont peu abondantes, elle souffre aux endroits indiqués, et que tout mouvement lui est alors impossible.

Ces douleurs surviennent parfois si brusquement, qu'étant debout, elle est obligée de se soutenir à quelque meuble pour éviter la chute. En dehors des règles, il persiste un endolorissement lombaire et abdominal qui augmente dans les efforts pour se coucher ou se relever. Pour plusieurs raisons, je remets à une autre occasion le toucher rectal, et me contente d'explorer, ou plutôt d'essayer d'explorer les régions douloureuses. Mais le moindre frôlement est intolérable. Du reste, pas de ballonnement, pas de vomissements ni de température: de la contraction dès qu'on essaie de toucher à gauche, un espace limité par les dernières côtes, la colonne vertébrale, la crête iliaque, le muscle grand droit. Des compresses chaudes calment cet orage, et quelques jours après, la malade se présente à ma consultation.

Je trouve alors des points atrocement douloureux disséminés dans un tégument sans élasticité, pâteux, non seulement dans le flanc et la région lombaire gauche, mais d'autres à la limite inférieure des omoplates, sur le thorax, au cou, à la face, dont la malade ne soupçonnait pas l'existence. Il en existait d'autres dans le plancher pelvien, dans le fond du bassin, et sur les parois rectales. La disparition complète de la cellulite lombaire, la plus tenace, exigea plusieurs semaines. J'avais assisté, à ma première visite, à une poussée aiguë de cellulite, autrement dit à une névralgie aiguë survenue, à l'occasion de la congestion menstruelle (règles insuffisantes) chez une cellulitique chronique. Depuis le traitement, les règles sont plus abondantes, et aucune complication ne les accompagne, à l'exception de quelques troubles digestifs.

Rhumatisme musculaire et rhumatisme articulaire chronique

Les symptômes de l'affection décrite sous le nom de *rhumatisme musculaire* sont de tous points identiques à ceux des névralgies cellulitiques, et j'incline de plus en plus à croire que ce terme ne correspond qu'à une des nombreuses formes et localisations de la cellulite que les auteurs séparent en entités morbides distinctes. La contracture et l'impotence musculaire sont d'origine cellulo-névritique, et on peut s'assurer facilement que douleur et œdème sont sous-cutanés.

Il est rare qu'aux symptômes myasthéniques ne se joignent pas des complications articulaires ou péri-articulaires (raideur, craquement, limitation des mouvements). Les arthralgies prennent une importance plus marquée dans le *rhumatisme scapulaire atrophique*, le *rhumatisme articulaire chronique*, *l'arthrite sèche*, etc. Les troubles trophiques acquièrent toute leur ampleur dans le *rhumatisme déformant*. A l'origine de toutes ces arthralgies se placent les névrites contemporaines de la cellulite.

N'ayant pas l'intention de m'arrêter longuement aux différentes formes de rhumatismes, je me contenterai de rapporter deux cas de rhumatisme scapulaire traités, l'un par le massage musculaire et les mouvements, l'autre par la malaxation cutanée et le traitement exclusif des points douloureux.

Observation I

En 1904, au retour de mon premier voyage en Suède, un de mes clients m'adressa une dame, âgée de 50 ans, obèse, qui souffrait depuis de longues années de « rhumatisme musculaire et articulaire chronique ». Les douleurs spontanées étaient d'intensité variable selon la température, l'hygrométrie et la hauteur du baromètre. Au palper, on trouvait une *sensibilité musculaire* très marquée aux épaules, aux bras, dans la région lombaire. Les mouvements des articulations étaient limités par la douleur et par un certain degré d'impotence des muscles ; on percevait des craquements aux genoux et dans la jointure scapulo-humérale. La malade levait difficilement les bras jusqu'à l'horizontale, et ne pouvait les porter en arrière. La flexion et l'extension du tronc étaient également difficiles. Je pratiquai pendant six semaines un pétrissage quotidien des masses musculaires, en y joignant toutes les manœuvres de massage recommandées en pareil cas, sans en omettre aucune. De plus, toutes les articulations furent soumises à des mouvements passifs et actifs. Le résultat fut presque nul. Cet échec resta pour moi une énigme jusqu'au jour où je fus éclairé sur la nature véritable de ces myo et arthropathies. L'observation suivante concerne un cas beaucoup plus grave, dont le résultat fut cependant différent.

Observation II

En 1908, je fus appelé auprès d'une dame H..., qu'on me présenta également comme une rhumatisante chronique ayant essayé vainement de plusieurs traitements, y compris l'électricité (j'ignore sous quelle forme), le massage, les eaux de plusieurs stations renommées d'Allemagne et de France. Agée de 50 ans, amaigrie et affaiblie, elle parlait d'une voix dolente et ne quittait qu'à grand'peine et soutenue par un aide le fauteuil où elle passait ses journées. Se plaignait de douleurs surtout aux épaules, aux genoux, et dans les masses musculaires des membres et du tronc.

Les mouvements spontanés de l'articulation scapulo-humérale étaient presque nuls, surtout à droite. La malade voulait-elle modifier la position du membre supérieur de ce côté, elle saisissait le bras droit avec sa main gauche et le posait à l'endroit voulu. Les premiers essais de mobilisation lui arrachèrent des cris. Craquements perçus au niveau de la partie supérieure et antérieure de la jointure. L'articulation du coude fonctionne assez bien des deux côtés. Le genou gauche est augmenté de volume, et cette augmentation porte sur les deux extrémités osseuses, comme le démontre la radiographie, qui révèle, en outre, la présence d'un corps étranger intra-articulaire. La flexion est possible jusqu'à l'angle droit, mais douloureuse, et le quadriceps est un peu atrophié. A droite, elle est plus limitée. Craquements des deux côtés. Raideur très prononcée de la nuque, dont tous les mouvements sont douloureux. Voulant me rendre compte de l'état du tissu cellulaire sous-cutané, je fis quelques plis à la peau en différentes régions : au deltoïde, à la partie interne des cuisses et des genoux, aux mollets. Chaque essai fut accueilli par des cris de douleur ; la musculature était flasque, le tégument mou et sans élasticité. J'étonnai beaucoup la malade en lui promettant le retour partiel des mouvements et une grande amélioration probable de ses douleurs. Le massage ne lui inspirait aucune confiance, et j'eus le tort de me mettre en contradiction avec tous mes prédécesseurs, en lui assurant que ses douleurs n'étaient ni musculaires, ni articulaires, mais cutanées.

Les premières séances ne furent guère encourageantes ; au bout de quinze jours il y eut quelques progrès dans les mouvements passifs, mais j'avais affaire à une malade dont le moral était aussi atteint que le physique. Tristesse, découragement, plaintes continuelles, reproches sur la lenteur des résultats. Cependant, six semaines après le début du traitement, la malade, qui ne pouvait se lever seule de son fauteuil, ni écarter les coudes du corps, se coiffait seule, et préparait les malles de son fils qui partait en voyage. Je ne pus malheureusement achever un traitement si bien commencé ; circonvenue par ses proches, qui étaient en relations avec des confrères, la malade se confia à d'autres soins que les miens.

J'ai pu me convaincre, chez cette patiente, que dans bien des cas, les points douloureux à la pression, siégeant sur l'interligne articulaire ou dans son voisinage, sont en réalité des points cutanés. Je crois également que les craquements dits articulaires sont très souvent tendineux.

Je possède plusieurs observations de rhumatisants chroniques guéris par le traitement de la cellulite sous-cutanée. L'observation ci-dessus est remarquable par la coexistence de la myasthénie, des arthropathies, et de la neurasthénie, améliorées par un traitement unique.

Métatarsalgie. Névralgie de Morton

On a créé sous ce nom une entité morbide qui se localise chez quelques névralgiques, dans la peau recouvrant les articulations métatarso-phalangiennes, comme d'autres sont sujets à la névralgie sciatique, intercostale, faciale. Toutes les idées fausses qui règnent actuellement sur les névralgies se sont donné rendez-vous dans les descriptions classiques de cette affection. On va jusqu'à citer l'hystérie, l'épilepsie et la neurasthénie dans les facteurs étiologiques. C'est à proprement parler, mettre la charrue devant les bœufs. De bons observateurs ont vu cette névralgie apparaître au cours d'une grossesse : c'est parfaitement exact. Déjà le Suédois Josephson a signalé le début, au cours des grossesses, non pas de la névralgie de Morton, mais de la cellulite, source de toutes les névralgies, et on pourrait relever sur le tégument des centaines de zones névralgiques tout aussi et même plus fréquentes que la « métatarsalgie ». Car j'insiste là-dessus, le siège de la douleur n'est pas dans le squelette ou dans l'articulation, mais dans la peau. La preuve, c'est qu'on n'a trouvé aucune lésion osseuse ni articulaire, sauf des lésions banales, inconstantes, secondaires, dont personne n'admet la spécificité.

Ce qui est constant, c'est l'existence d'autres névralgies, soit spontanées, soit provoquées par des pressions légères, sur toute la surface cutanée.

Quant au traitement, il est vraiment excessif de proposer des résections articulaires pour une affection où l'on observe tout au plus des lésions de périarthrite.

Parmi les nombreux cas de métatarsalgie que j'ai observés, j'en citerai deux qui me paraissent typiques :

Le père d'un de mes amis se plaignit un jour en ma présence de douleurs au pied droit qui l'incommodaient à tel point que, malgré le port de chaussures de plus en plus larges, la moindre marche le faisait énormément souffrir. L'ayant examiné, je vis que la douleur était localisée au niveau des surfaces articulaires métatarso-phalangiennes, et à la pulpe des orteils, principalement au quatrième. Ayant comprimé entre deux doigts la partie charnue plantaire des orteils, et le revêtement cutané dorsal de leurs articulations avec le métatarse, je pus éveiller la douleur typique que le malade ressentait lorsque son pied était emprisonné dans une chaussure, même large. Quelques séances de massage le débarrassèrent de cette névralgie, qui n'a pas reparu depuis deux ans. Mais depuis cette cure, d'autres névralgies ont apparu, au thorax, dans le bras gauche, à l'occiput.

Une dame de 47 ans que je traitais pour des névralgies multiples, et chez qui je découvris la métatarsalgie, m'avoua que cette douleur avait été la première en date de toutes celles qu'elle ressentait actuellement, qu'elle avait apparu dans sa prime jeunesse, et qu'elle était parfois tellement intense, qu'elle l'obligeait à se déchausser en pleine rue. Depuis cette époque, la névralgie métatarso-phalangienne avait diminué d'intensité, mais la pression la plus légère lui rappelait l'acuité de ses anciennes souffrances.

Périarthrite

La périarthrite est caractérisée, avec ou sans lésion articulaire, par l'épaississement des tissus qui concourent à la protection et au soutien de l'article, ou qui s'insèrent à son niveau et dans son voisinage (capsule, tendons, aponévroses, ligaments, expansions diverses) ; par un endolorissement général de l'articulation et des muscles, dont on peut, par le palper, préciser le siège exact ; par des troubles trophiques divers (atrophie musculaire, modifications des tissus) ; par des troubles fonctionnels, ankylose partielle, laxité, mouvements anormaux, impotence musculaire, parésie.

Les lésions anatomiques consistent en une prolifération, une bouffissure du tissu conjonctif, avec tendance à la sclérose ; les muscles s'altèrent, s'atrophient et peuvent s'ossifier ; les bourses séreuses environnantes ont leurs parois épaissies. Les mouvements de l'articulation provoquent des craquements qui ne sont pas toujours dus à des lésions articulaires, mais qui ont bien plus souvent pour siège les gaines tendineuses.

La première indication thérapeutique est de faire disparaître la cellulite, en recherchant les points douloureux et en les traitant. On obtient ainsi une action très marquée sur le processus sclérogène périarticulaire, sur la récupération des mouvements et sur les troubles trophiques. On ne commencera la gymnastique passive et active que lorsque la douleur et la contracture auront en grande partie disparu. En procédant ainsi, on obtiendra parfois des succès étonnants dans des cas où les autres traitements, y compris la kinésithérapie mal appliquée (voir Rhumatisme musculaire, obs. I), ont abouti à un échec.

Périphlébite

La périphlébite n'est pas autre chose que l'œdème pré-scléreux du tissu conjonctif sous-cutané, lequel œdème peut se propager au tissu de même nature qui entoure les veines et à la couche conjonctive de la tunique extérieure de ceux de ces vaisseaux qui cheminent dans la couche cellulo-graisseuse et peut-être des veines profondes.

Les symptômes consistent en sensation de pesanteur dans les membres inférieurs ou dans le bas-ventre (lieux d'élection), en fourmillements, prurit, élancements douloureux, parfois cuisson. Une sensation de chaleur, plus souvent de froid, prédomine dans l'une des jambes, sans que ce symptôme subjectif corresponde à une différence réelle de température.

La périphlébite accompagne et suit toujours la phlébite, mais peut exister en dehors d'elle. Elle peut la précéder, et il est vraisemblable alors que le ralentissement de la circulation veineuse, favorisée par certains états pathologiques et même physiologiques, facilite l'agression microbienne.

Quoi qu'il en soit, l'effleurage, excellent comme palliatif de la douleur, est tout à fait insuffisant pour guérir la périphlébite. C'est le pétrissage doux de la peau infiltrée qu'il faut employer. Inutile d'ajouter que la plus grande prudence est de rigueur, et que l'abstention s'impose tant qu'il persiste un semblant de processus inflammatoire.

La cellulite de la face interne de la jambe, étant d'une extrême fréquence, est certainement confondue très souvent avec la périphlébite.

Angine de poitrine

Les idées actuelles au sujet de ce syndrome, angoissant, c'est le cas de le dire, pour celui qui en est victime et pour ceux qui en sont les témoins, tendent à ne voir aucun rapport direct entre l'intensité de la douleur et la gravité de l'état. De cette façon de voir il résulte, que si l'on fait varier la douleur de 0 à 100, et la lésion cardio-artérielle de 100 à 0, il y aura, aux deux extrémités du rapport, une souffrance nulle pour un degré extrême de gravité, ou une douleur maxima pour un état morbide inexistant. Cela revient à dire qu'il peut y avoir un spasme coronaire (puisque telle est la lésion admise), indolore, et un syndrome angineux coexistant avec l'intégrité de la circulation cardiaque. Comme d'autre part les signes stéthoscopiques peuvent avoir une origine digestive, le diagnostic ne laisse pas que de présenter de grandes difficultés, lors d'un examen unique.

Nous observons journellement, à la Clinique de Kinésithérapie gynécologique, des femmes présentant, avec un « syndrome utérin » purement névralgique (cellulite abdomino-pelvienne) ou compliqué de métro-salpingite, des symptômes d'arythmie cardiaque nerveuse avec ou sans précordialgie. En l'absence de lésions du myocarde ou des valvules, l'arythmie et la douleur disparaissent régulièrement soit par le massage abdominal seul, soit, plus vite et plus complètement, si l'on y joint le traitement de la cellulite locale et générale.

Les douleurs de l'angine de poitrine vraie ou fausse ont pour origine des points excessivement douloureux à la pression, disséminés dans une zone d'infiltration sous-cutanée plus ou moins grande. Cet œdème occupe une étendue variable : on en trouve une bande s'étendant parallèlement sous la clavicule gauche, et une nappe thoracique inférieure couvrant les sixième, septième, huitième, neuvième côtes, communiquant d'une part, avec le tissu graisseux mammaire, de l'autre avec le tissu cellulaire de l'épigastre. Cette nappe s'étend également en arrière jusqu'à la colonne vertébrale, en passant sous l'omoplate. La bande sous-claviculaire rejoint sur l'épaule une bande trapézienne, et de leur jonction naît le prolongement deltoïdien qui se subdivise en plusieurs bandelettes rétro-, anté-, et antibrachiales. Nous y reviendrons à propos de la crampe des écrivains, ainsi qu'à la cellulite de la main. Cette distribution de l'œdème du tissu cellulaire correspond absolument à celle de la douleur dans l'angine de poitrine. Les points douloureux sont les uns fixes et constants, les autres variables.

Le traitement manuel, palliatif, dans l'angine de poitrine vraie, est curatif de la précordialgie simple. Il est indiqué dans les deux cas, car, bien qu'il soit peut-être sans influence sur la cardiopathie, il peut débarrasser le malade de ses crises douloureuses.

Observations

M. G..., 50 ans, notaire; antécédents goutteux et rhumatismaux. Crises d'angine de poitrine actuelles (mars 1908), la première remonte au mois d'août 1907. Le Dr Huchard a porté le diagnostic d'angine vraie. Le malade a maigri de 17 kilogrammes à la suite d'une cure d'amaigrissement (iode).

Les tons du cœur sont réguliers; pas de souffle de lésion valvulaire; à droite, retentissement du deuxième bruit aortique. Stabilité du pouls.

Les crises consistent en une douleur précordiale très violente, sans oppression, mais avec angoisse, sensation indéfinissable et intolérable. Elles reviennent fréquemment, provoquées le jour par la marche, l'effort, l'émotion, plus douloureuses après les repas. Elles sont quelquefois nocturnes, moins pénibles. La station assise, le repos, les font disparaître peu à peu. Leur durée est de cinq à dix minutes. Le nitrite d'amyle les calme. Une marche de 150 mètres (du domicile à la gare) oblige à plusieurs arrêts pour atténuer la douleur.

Au cours d'une lecture faite en public, la douleur a commencé avec la lecture et a fini avec elle.

A la palpation, on trouve de la cellulite péri-ombilicale, précordiale, brachiale et dorsale. Quelques petites zones douloureuses également aux jambes. Pollakiurie nocturne. Insomnie.

Début du traitement : 13 avril.

14 *avril*. — Est monté dans son lit sans avoir de crise, contrairement à la règle. Fait une promenade après dîner, sans douleur.

20 *avril*. — Quelques douleurs précordiales et dorsales.

22 *avril*. — Crise d'une demi-minute. Sommeil bon, plus de mictions nocturnes.

23 *avril*. — *Idem*.

25 *avril*. — Forte crise à la suite d'une émotion.

26 *et* 27 *avril*. — A fait une vente publique, une marche prolongée, sans une seule douleur. La cellulite est en voie de disparition.

29 *avril*. — Crise légère.

Continuation du traitement, dont la durée totale est de six semaines. Le nombre de crises se maintient, à la fin, entre cinq et quinze par mois, au lieu de plusieurs par jour. Un de ses amis, médecin, trouve M. G... transformé. Malheureusement les lésions cardio-artérielles évoluent, et le malade succombe brusquement, un an après le traitement (mars 1909).

Cellulite abdomino-pelvienne

(*Névralgies du bassin et de l'abdomen.*)

Le pelvis-abdomen est, chez les femmes, un lieu d'élection pour la cellulite. La région est riche en tissu conjonctif et largement irriguée. Les canaux sanguins efférents y forment des lacis abondants, mais ne sont pas pourvus de valvules s'opposant au cours rétrograde du sang, ni aidés par la contraction de muscles puissants. En outre, la physiologie de la femme comporte des congestions périodiques, et l'infection trouve dans ses organes génitaux des voies d'entrée très fréquentées. Les symptômes de la cellulite, dont on a fait d'innombrables espèces et variétés de maladies, ne tardent pas à apparaître sous forme de douleurs, pesanteur, épreintes urinaires, constipation, troubles fonctionnels.

M. Stapfer a décrit, de main de maître, les cellulites abdomino-pelviennes[1].

« Au point de vue clinique, je groupe les maladies des femmes de la façon suivante : *cellulites*, *métro-salpingites*, *tumeurs*.

« Il n'y a ni métro-salpingite, ni tumeur sans cellulite menaçante ou confirmée. Nous verrons qu'il en est de même pour les dislocations. Voilà pourquoi je place en tête de ma classification les cellulites, syndrome commun des maladies des femmes.

« L'infection se trouve à l'origine des affections génitales dans les deux tiers des cas ; mais faire du microbe le principe de la chronicité serait enfantin. Ce qui la cause et l'entretient, ce sont les troubles circulatoires. Deux systèmes dominent dans le bassin : le vasculaire et le conjonctif. Leur lésion détermine ce que j'ai appelé : *la misère gynécologique*.

Cellulites.

« Le mot est vieux. Je l'ai adopté pour synthétiser en une seule appellation les modes et degrés divers d'une même manifestation pathologique ordinairement chro-

1. *Affections de la Femme. — Indications, contre-indications et dosage du traitement kinésique*, 1905 (en vente, 6, rue Antoine-Dubois, 3 fr.).

nique, aiguë par exception et alors compliquée d'inflammation de la séreuse (pelvi-péritonite). Son principe est l'altération du tissu conjonctif. Elle débute par la congestion.

« Geoffroy-Saint-Hilaire a décrit les étapes histologiques de la cellulite.

« Lorsqu'on lit la volumineuse et imposante compilation d'un traité contemporain, on est frappé de l'encombrement de la nomenclature gynécologique. Il semble qu'il y ait foule d'entités morbides.

« Dans la pratique on n'en trouve pas tant. On constate la métrite, la salpingite, les tumeurs solides ou liquides, offrant, les unes et les autres, des caractères cliniques nets, et puis, *à côté* de ces affections, *sous* elles et *par-dessus* elles, des tuméfactions, qui les empâtent, et les masquent plus ou moins. D'autres fois on trouve seulement des tissus coriaces, sans souplesse, ou même simplement de la douleur spontanée ou provoquée. Les organes proprement dits semblent à peu près indemnes. Il n'y a que des signes subjectifs dont le plus commun est la sensation de poids.

« Si la tuméfaction est volumineuse et encombre les culs-de-sac, on croit à une salpingite et pour peu qu'il y ait de temps en temps de la fièvre, la pelvi-péritonite est admise et la salpingite passe pour purulente. Nos vieux maîtres, plus avisés, auraient dit : phlegmon, et ajouté dans leur sagesse clinique : peut-être non suppuré. Si la tuméfaction se borne à un empâtement immobilisateur du col, les Allemands diagnostiquent : exsudat péricervical ; les Français, paramétrite postérieure. La simple pesanteur est qualifiée prolapsus et invite au pessaire. Enfin, si la douleur, avec ou sans troubles de fonction est seule constatée, le diagnostic est en complète déroute; l'ignorance n'a pour refuge que la nervosité. On étiquette la maladie : névralgie pelvienne, pelvi-abdominale, lombo-abdominale, etc. ».

Il faut donc admettre, avec STAPFER, que la chronicité peut débuter d'emblée ou succéder à l'infection. Dans l'un et l'autre cas, elle est créée par les troubles circulatoires, les stases, congestions, qui favorisent un état œdémateux diffus ou des œdèmes circonscrits de grosseur et de consistance variables, ayant pour siège le tissu conjonctif. C'est la cellulite, qui se manifeste dès lors par des symptômes en nombre, en gravité, et en importance variable. Je citerai parmi les plus habituels :

Symptômes sensitifs ou subjectifs : douleur, sensation de chaud, de froid, de constriction, de crampe, de tiraillements, de pesanteur...

Symptômes objectifs :

Œdèmes diffus, localisés, circonscrits, généralisés.

Tumeurs solides et liquides, évacuables ou non, résorbables ou non.

Adhérences et pseudo-adhérences.

Dislocations (ptoses, prolapsus, rétroversions et leurs variétés).

Troubles vaso-moteurs et sécrétoires.

Parmi les signes subjectifs, les névralgies préoccupent surtout les malades : elles sont souvent embarrassées pour en indiquer le siège précis. Il faut donc les rechercher avec soin, mais sans prolonger cet examen au delà du temps suffisant, surtout au début, pour une solution approximative. Pour la commodité de la description, je diviserai ces névralgies en névralgies *externes* et *internes*.

Les névralgies externes se rencontrent sur toute l'étendue de la paroi abdominale, le périnée, la vulve, le pubis (chez l'homme, elles existent sur la verge et le scrotum). Elles ne présentent aucun caractère spécial, sinon que la paroi est souvent très adipeuse, et renferme dans son épaisseur des masses dures, parfois énormes. C'est à cette forme de cellulite que HOGNER [1], et plus tard STAPFER, ont donné le nom caractéristique de *panniculite*.

Les névralgies internes sont disséminées dans les cavités vaginale et rectale, sur les sphincters, le plancher, les parois, les culs-de-sac, le col, l'isthme et le fond utérin, les ligaments, les annexes, les parois intestinales (pseudo-appendicite). C'est à ces zones d'infiltration du tissu conjonctif qu'il faut rapporter non seulement les symptômes sensibles, mais les troubles si variés de l'appareil moteur, ligamento-musculaire, vasculaire et glandulaire.

Si le traitement de la cellulite externe de la zone para-génitale ne diffère pas de la technique habituelle, celui de la cellulite génitale proprement dite comporte des manœuvres, simples en apparence, mais qui exigent une étude approfondie de leurs effets et de leur but, et une longue expérience. Les inconvénients les plus ordinaires du traitement manuel de la cellulite extra ou para-génitale se limitent en effet, pour les mains lourdes ou inhabiles, à des ecchymoses, à une augmentation de l'irritabilité nerveuse (je ne parle pas des dangers auxquels s'exposeraient les malades traités par des empiriques), tandis que dans la sphère génitale et abdominale, un maladroit, fût-il médecin savant et consciencieux, peut provoquer les pires catastrophes s'il ne connaît pas à fond, pour l'avoir étudiée et pratiquée, la technique du traitement manuel. On ne s'improvise pas masseur, surtout en gynécologie.

1. *The Medical Times and Register*, 25 avril 1896.

Observation I (Dr Stapfer).

Métrite parenchymateuse
(Cellulite utérine et péri-utérine.)

Mme X... qui s'est bien portée jusqu'à son mariage, voit apparaître en juin 1903, peu après le début des rapports conjugaux, des pertes blanches qu'elle traite à partir de septembre, par les injections d'eau de feuilles de noyer et les ovules Chaumel.

Aucune douleur jusqu'en 1904, mais au milieu de l'année, à la fatigue trop promptement ressentie, s'ajoutent des maux de reins et des souffrances vésicales. Les pertes n'ont pas cessé. Vers la fin de l'année, les malaises ne font que s'accentuer.

En février 1905 ils croissent encore. De vives douleurs se déclarent à droite. Une crise aiguë nécessite cinq semaines de lit. Les souffrances sont très vives et se propagent dans les cuisses. Le médecin diagnostique une métro-salpingite droite, qu'il traite par le repos, la glace durant trois jours, des ovules spéciaux et les injections de permanganate de potasse. La malade étant constipée, on fait un essai de traitement par l'électricité, promptement suspendu car une nouvelle crise menace de suite. On la conjure et après six semaines, la malade améliorée change d'air.

En avril, mai et juin, nouveau traitement pour des malaises chroniques. Tampons de glycérine. Repos intermittent.

En juillet 1905, saison de trois semaines à Salins-Moutiers, sans résultat.

En avril 1905, un médecin de Paris consulté ordonne des cautérisations du col avec un coton imbibé de chlorure de zinc.

Cette ordonnance est exécutée en province une fois par semaine en octobre, novembre et décembre. On y ajoute des bains salés. Aucune amélioration. Souffrances souvent vives dans la première moitié du mois. Queues de règles.

En avril, mai et juin 1906, retour aux tampons glycérinés, qui cette fois sont ordonnés par erreur de diagnostic pour soutenir les organes qui pèsent et semblent vouloir sortir. (Stapfer a décrit ces phénomènes de congestion que l'on prend pour abaissement et menace réelle d'issue.)

En novembre 1906, Champetier de Ribes ordonne des tampons glycérinés à garder quarante-huit heures, des bains chauds et des injections avec deux cuillerées de liqueur de Labarraque.

Cette médicamentation conforme à la précédente a des résultats non moins semblables, c'est-à-dire vaguement palliatifs, nullement curatifs.

En février 1907, Pollosson est consulté à Lyon. Il réédite le permanganate de potasse, en ajoutant deux fois par semaine la mise en place d'un crayon Chaumel au sulfate de cuivre; en outre, injections de nitrate d'argent au millième dans la semaine qui suit les époques.

Ce traitement pratiqué en mars et avril 1907 a le même résultat que les précédents.

L'amélioration relative consistant en un facies un peu meilleur et l'intermittence des douleurs persistent jusqu'en décembre.

A ce moment la malade consulte le Dr Stapfer. Elle semble assez lasse de consultations et de traitements coûteux et nuls. Le Dr Stapfer trouve deux noyaux de panniculite à droite et à gauche de l'ombilic, un utérus dont le corps et le col sont indurés et trois fois plus volumineux qu'ils ne devraient, des annexes infiltrées et les ligaments tellement douloureux qu'on ne peut imprimer le moindre mouvement au col sans faire crier la malade. Le rectum est atrocement sensible. L'effleurage des parois pelviennes est presque insupportable.

Le Dr Stapfer déclare que la malade est atteinte de cellulite utérine et péri-utérine, avec panniculite de la sangle abdominale, que, suivant la nomenclature classique, la malade a une métrite parenchymateuse, qu'aucun des traitements institués ne pouvait la guérir, que l'un d'eux, les cautérisations, a eu pour résultat d'aggraver les infiltrats péri-utérins et a modifié les tissus cervicaux de telle façon qu'il sera difficile de leur rendre les qualités physiologiques, qu'enfin le seul traitement capable de guérir et de faire disparaître l'infécondité consiste dans le massage et la gymnastique, mais qu'il convient de faire des réserves sur une cure définitive tant le mal a été aggravé par la persistance des traitements inutiles ou nuisibles.

Le traitement est commencé le 26 décembre 1907. Il est poursuivi pendant trois mois et consiste en gymnastique, décongestionnante principalement, en malaxations de la peau du ventre et dans le massage gynécologique proprement dit.

A la fin de mars 1908, le résultat obtenu est le suivant : disparition du *facies* gynécologique, récupération des fonctions locomotrices, règles toujours retardées mais ne se prolongeant pas. Les pertes blanches un peu rosées post-menstruelles persistent encore. La panniculite, tenace, est en voie de disparition complète. L'utérus a son corps diminué de près des deux tiers. Le col est encore trop gros. Les tissus indurés et douloureux persistent encore dans le cul-de-sac antérieur et à droite et à gauche du col où se forment deux noyaux extrêmement rebelles.

A cause de cette amélioration générale et locale le

Dr Stapfer espère être maître définitif de l'affection dans la suite, sans pouvoir rien affirmer cependant, sinon que les soins donnés avant le traitement kinésique ont singulièrement compromis la cure.

Observation II (Dr Wetterwald).

- **Cellulites multiples**
  - *Névralgies*
    - abdomino-pelviennes
      - pariétale
      - ovarique
    - céphaliques. . . .
      - faciale
      - occipitale
  - *Troubles psycho-sensoriels*
    - état cérébral
    - hémi-hypoesthésie
    - — cryesthésie

Mme Z..., 24 ans. Envoyée à la Clinique de K. G. par le Dr Zuber avec la note suivante (13 janvier 1906) :

« Mariée depuis dix-sept mois ; fausse couche de deux mois en décembre 1904, et un retard de vingt jours en juin dernier. Les règles sont revenues, les deux dernières époques plus douloureuses que d'habitude. Souffre actuellement du ventre et des reins, et a des troubles nerveux variés (angoisses, phobies, vertiges, fourmillements). »

Réglée tardivement ; nerveuse ; respire mal ; ventre infiltré. A eu aux deux dernières époques, le côté gauche comme « engourdi ». Pas d'anesthésie, mais diminution de la sensibilité à gauche, avec augmentation de la sensibilité au froid. Réflexes patellaires très nets ; pas de rétrécissement concentrique du champ visuel. Tristesse. Idées noires.

8 *février*. — Tiraillements dans la fosse iliaque gauche, dont la paroi est douloureuse à la pression, infil-

trée. Le toucher provoque également de la sensibilité à gauche, et le cul-de-sac de ce côté est légèrement empâté. Ovaire gauche augmenté de volume. La malade a la sensation d'un fil qui la tire intérieurement (XIIe jour).

21 *février*. — Règles (XXVe jour).

10 *mars*. — Les troubles de sensibilité *permanents* (engourdissement) ont disparu, mais reparaissent sous une forme *fugace* aux époques des molimens.

13 *mars* (XXIe jour, molimen pré-menstruel). — Douleurs sus-orbitaire gauche et occipitale gauche, suivies d'un engourdissement de la moitié gauche du corps, sensation de corps étranger dans l'hypochondre gauche, insomnie et cauchemars.

20 *mars*. — Bien-être absolu depuis trois ou quatre jours.

22 *mars*. — Réapparition des malaises.

23 *mars*. — *Règles* (XXXIe jour).

11 *avril*. — Cessation du traitement avec les résultats suivants :

Assouplissement de la paroi; diminution de volume de l'ovaire; troubles de sensibilité n'apparaissant qu'aux époques moliminaires. Facies excellent. Gaieté revenue.

8 *mai*. — La malade revient pour me dire qu'elle a ses règles depuis le 6 mai *avec quinze jours de retard*. Elle a eu des pertes blanches abondantes à l'époque où ses règles auraient dû apparaître. Je la prie de revenir le quinzième jour de la période intercalaire, dans l'intention de pratiquer la gymnastique congestionnante passive, pour avancer les règles, si possible.

Du 21 mai au 2 juin. — Circumduction fémorale passive tous les deux jours.

4 *juin*. — Règles (XXXIe jour).

Interruption du traitement jusqu'en novembre.

27 *novembre*. — Depuis juin, a eu des *règles retar-*

dées à deux reprises. Les dernières (13 nov.) sont arrivées au jour normal (XXVIIIe) mais n'ont duré que vingt-quatre heures, et ont été douloureuses. On sent dans le cul-de-sac gauche une tumeur à contours peu nets de la grosseur approximative d'une mandarine (cellulite ovarienne).

La circumduction fémorale passive est reprise, mais la malade cesse de venir après une dizaine de séances.

1907. *Janvier*. — Mme Z... m'annonce que ses règles sont supprimées depuis celles de novembre. Fonds utérin haut situé, imprécis. La malade est priée de revenir aux prochaines règles, ou, en tout cas, dans un mois.

Février. — Pas de menstruation. Utérus gros. État général bon.

Avril. — Grossesse de cinq mois. Santé excellente.

Août. — Accouchement à terme d'un enfant bien portant. Rupture prématurée des membranes; forceps.

1908. — État excellent.

Pseudo-appendicite

Le Dr Profanter, de Franzensbad, kinésithérapeute et gynécologue réputé (c'est par son entremise que Thure Brandt, « le père du massage gynécologique ». se rendit à l'invitation du professeur Schultz, d'Iéna, et fit à la clinique du célèbre chirurgien la démonstration de sa méthode), a publié dans une revue viennoise [1] une étude très intéressante sur *l'appendicite, les pseudo-appendicites, et les annexites*. J'ai donné antérieurement un résumé analytique de son travail [2] et en reproduirai ici la partie qui concerne mon sujet.

1. *Wiener Klin. Wochenschrift*, 1909, n° 11.
2. *Arch. gén de Kinésithérapie*, juillet-août 1909.

« Il faut savoir, écrit PROFANTER, que la sensibilité douloureuse de la région macburneyenne, considérée par les traités classiques comme un symptôme cardinal de l'appendicite et comme la clef de voûte du diagnostic de cette maladie, ne se rencontre pas seulement dans l'appendicite, mais dans les inflammations d'autres organes abdominaux ou pelviens..., aussi bien à la période aiguë de ces inflammations qu'à leur phase chronique, où elle est provoquée par les tiraillements, la tension, la pression du tissu cicatriciel et des adhérences péritonitiques.....

« KELLING et WEISEL sont d'avis que le point de Mac Burney dans l'appendicite ne représente pas autre chose que la zone de Head du segment médullaire qui innerve le cæcum au moyen de filets nerveux issus du plexus sympathique (région cæcale). Les recherches anatomiques de KEITH et OBRASZTOW aboutissent aux mêmes conclusions. C'est à la participation du sympathique et à des phénomènes d'excitation de ce système peu étudiés jusqu'ici, bien que d'une importance énorme, qu'il faut rapporter, à mon avis, entre autres manifestations, l'apparition de douleurs irradiées souvent dans des régions du corps fort éloignées de l'abdomen (dans les cas d'inflammation des organes de cette cavité). Ces douleurs reconnaissent pour cause des *points nerveux périphériques* dont l'excitation provoque la douleur ou un autre symptôme, et j'ai été amené à ces idées par une pratique déjà ancienne des affections gynécologiques et des manifestations inflammatoires chroniques des organes pelviens [1].

1. Cornélius (de Berlin), à qui j'exposais mes idées sur la cellulite, cause uniforme de nombreux symptômes traités à tort, à mon avis, comme des entités morbides autonomes, s'étonnait qu'aucun autre kinésithérapeute gynécologue, en dehors de Stapfer et de son école, n'eût abouti aux mêmes conclusions, auxquelles il était arrivé lui-même

« Les relations physiologiques et les rapports croisés entre le sympathique, les segments médullaires et les voies nerveuses périphériques jettent une certaine lumière sur le mode de production de ces douleurs ; on expliquerait de même la contraction réflexe, la « défense musculaire » [1] de la paroi dans les affections viscérales, en admettant que toute sensation douloureuse partie du péritoine et propagée à la périphérie entraîne avec elle une contraction musculaire réflexe (onde centrifuge de Cornélius). J'ai signalé, il y a quinze ans déjà, dans une monographie (*Toux utérine et névroses dans les affections gynécologiques*, Vienne, 1894) qui a passé à peu près inaperçue, ces phénomènes, dont je donnais une ample description, en insistant sur le rôle que joue dans leur production le système grand sympathique..... »

Profanter ajoute qu'il faut étendre à toutes les affections du ventre les conclusions de Hönck au sujet de l'appendicite, à savoir :

« Les états réflexes provoqués dans le sympathique par l'appendicite constituent un processus qui peut non seulement aboutir à des troubles de fonctions, variables selon la nature de chaque organe, mais encore nous faire comprendre la disposition locale de l'invasion microbienne. » Et il continue ainsi :

« Walko a signalé également cette relation entre le système nerveux sympathique (qui renferme, comme on sait, des filets moteurs, vaso-moteurs, sécrétoires, sensibles et réflexes) et les anomalies de sécrétion de l'estomac et de l'intestin (atonie, insuffisance, troubles de la sécrétion, ulcérations). De même Strebl a attiré

depuis fort longtemps par une tout autre voie. Il ignorait alors la présente étude de Profanter, postérieure d'un an environ à ma communication sur les *Névralgies du tissu cellulaire*.

1. En français dans le texte.

l'attention sur les troubles consécutifs à la participation du sympathique, entre autres : les hémorragies et ulcérations de la muqueuse de l'estomac, du duodénum et de la partie supérieure de l'intestin grêle, les dilatations vasculaires, l'hyperémie des organes abdominaux, l'hypertrophie du foie, l'occlusion passagère du canal cholédoque, peut-être même à titre transitoire, la glycosurie, le diabète, l'albuminurie, l'acétonurie.

« Langley, qui a étudié particulièrement la fine structure du système nerveux sympathique, admet, en outre du sympathique, un système nerveux intestinal autonome. Ses recherches montrent comment les faisceaux post-ganglionnaires, qui traversent les *rami communicantes*, se ramifient en général comme les filets sensibles du nerf en question, et pendant qu'ils établissent ainsi des communications avec de nombreuses cellules ganglionnaires, qui se trouvent dans les divers ganglions sympathiques, des arcs réflexes peuvent s'étendre au loin, complétant de cette façon un réseau innombrable et infini de voies conductrices.

« Je crois pouvoir exprimer ici cette opinion personnelle, que les progrès à venir dans cette branche de la médecine ouvriront plus tard des horizons tout nouveaux sur bien des phénomènes morbides que l'on envisagera dès lors comme des conséquences et non comme des affections autonomes d'organes particuliers, comme nous avons l'habitude de les considérer et traiter actuellement, et que la connaissance des véritables causes de bien des maladies ouvrira à la thérapeutique des voies nouvelles. J'ai trouvé et signalé, il y a quinze ans déjà, dans le travail mentionné plus haut, ce fait que des douleurs, fréquentes dans les affections chroniques du bas-ventre, s'irradient vers la paroi, la vessie et le gros intestin, vers les lombes, les hanches et le dos, les jambes, les épaules, la tête, etc. ; de même, que d'autres symptômes nerveux, dépendant à coup sûr de l'affection locale et provoqués par elle, tels que par exemple : hoquet, nausées, toux, enrouement, peuvent être provoqués immédiatement par le contact de points nerveux toujours les mêmes, isolés, à contours précis, souvent durs, donnant la sensation des névromes, qui se trouvent dans les différents foyers d'inflammation des organes pelviens eux-mêmes, mais sont bien plus souvent enchâssés dans le tissu conjonctif qui tapisse la paroi pelvienne interne d'un réseau nerveux particulièrement riche ; ces mêmes symptômes nettement déterminés d'excitation douloureuse ou nerveuse apparaissent toujours et exclusivement, lorsqu'on parvient à trouver le point de pression de la douleur, constamment le même, à l'isoler, à ne toucher que lui (absolument comme lorsqu'on presse le bouton d'appel d'une sonnerie électrique et qu'on met en mouvement la sonnette d'alarme où aboutissent les fils). La technique que j'ai décrite et employée le premier pour l'examen gynécologique est la meilleure façon d'arriver à la détermination exacte de ces « points d'appel » de la douleur, car eux seuls sont la cause des douleurs cuisantes irradiées dans des régions du corps parfois fort éloignées, et ils ne reconnaissent pas pour origine de simples modifications non inflammatoires dans la situation, l'équilibre, le volume de l'utérus grossi par une métrite chronique, etc., mais au contraire, ces modifications peuvent survenir secondairement à des troubles existant dans le système nerveux grand sympathique. »

Dans ces *points nerveux* (c'est l'expression adoptée par les auteurs allemands) il est aisé de reconnaître ce que nous appelons en France *panniculite*, *cellulite* (Stapfer), névralgies du tissu cellulaire, présclérose organique (Wetterwald). Il existe donc, en Allemagne comme en France, un traitement des névrites, névralgies et névroses, purement manuel. A Stapfer revient le mérite d'avoir démontré le premier que les *affections gynécologiques* et les *névralgies périphériques* consistaient les unes et les autres en une altération primitive du tissu cellulaire. J'ai cherché à prouver en outre, par des observations multiples, que la névralgie (symptôme sensible) n'était pas la seule conséquence de cette altération cellulitique, et que d'autres symptômes (moteurs, vaso-moteurs, sécrétoires et trophiques), considérés habituellement comme des maladies autonomes, étaient eux-mêmes sous la dépendance d'un état spécial du tissu conjonctif, d'une présclérose.

Profanter, au contraire, fait encore une distinction, pour l'étiologie et la localisation, entre les névralgies abdomino-pelviennes et les périphériques. Pour ces dernières, il semble admettre comme moi que la douleur siège dans la peau et les muqueuses, tandis que Cornélius est d'avis qu'il existe surtout des « points nerveux » profonds.

En résumé, la pseudo-appendicite n'est pas une affection déterminée ; c'est une névralgie du tissu cellulaire, soit sous-cutané, soit profond et coexiste, comme toutes les névralgies, avec d'autres points douloureux.

Presque toutes les femmes souffrent, à certaines époques, de leur côté droit. Avant de leur conseiller l'opération, tout médecin consciencieux et expérimenté éliminera la simple congestion, soit superficielle, soit profonde. Il songera que dans 10 °/₀ des cas, les chirurgiens ont trouvé l'appendice *absolument* sain (pas même de folliculite !) ; dans 14 °/₀ (Legueu, enfants), dans 30 °/₀ (Tuffier, hommes et femmes), dans 60 °/₀ (Brandsby, femmes) des cas opérés, l'appendice était *pelvien*. Si l'existence du point de Mac Burney a fait, dans ces cas, la conviction, il ne mérite pas l'importance qu'on lui attribue ; si le point n'existait pas et qu'on s'est passé de lui, il ne la mérite pas davantage.

Observation

Mme F..., 30 ans, mariée, sans enfants. Vient consulter à la Clinique pour des douleurs dans l'abdomen. Règles normales de quatorze ans au mariage (1906). Constipation ancienne. Mère rhumatisante.

En septembre 1906, commence à souffrir d'alternatives de diarrhée et de constipation, avec expulsion de peaux et de glaires, et douleur continue dans le flanc droit et la fosse iliaque. Ces douleurs augmentent avec la marche, se propagent dans la cuisse et jusque dans le talon. Sensation de froid continuelle dans le membre inférieur droit. Plusieurs médecins, consultés, ont porté le diagnostic d'*appendicite*, entre autres le Dr M..., médecin des hôpitaux. Ce dernier a même conseillé l'opération qui fut pratiquée en février 1907 par le Dr L..., chirurgien des hôpitaux. La malade resta pendant un an sans pouvoir supporter la marche. C'est dans un état d'affaiblissement extrême qu'elle retourna consulter en mars 1908 le Dr M... qui regretta d'avoir conseillé l'opération, parla de *pseudo-appendicite*, et conseilla le massage, lequel fut pratiqué dans son service par un médecin spécialiste.

En juin, ne sentant aucune amélioration notable, F... consulte le Dr S..., médecin des hôpitaux, qui diagnostique une *salpingite gauche*, et prescrit des tampons, des injections, le repos absolu au lit. En juin, les règles manquent, reviennent le 18 juillet, et à partir de cette date, toutes les trois semaines. Elles sont douloureuses. Nous voyons la patiente le 10 novembre 1908.

Le premier examen ne révèle rien de bien marquant dans les organes : utérus petit, mobile, *in situ ;* culs-de-sac souples et libres. Amaigrissement notable, paroi mince, musculature flasque.

18 *novembre.* — La fin des règles est marquée par une augmentation des douleurs. Je trouve des points douloureux dans le plancher, à l'insertion des ligaments du Douglas, dans les parois rectales. Pertes de sang par le rectum. La partie antérieure des cuisses, le dos, les épaules, sont farcis de points cellulitiques. J'en découvre les jours suivants dans le mollet, le pied, la paroi abdominale, la face.

24 *novembre* (XIe jour à partir des règles, 1er molimen). — Crise abdomino-pelvienne avec *nausées.* Empâtement de la fosse iliaque gauche. Repos au lit, compresses froides.

1er *décembre.* — F... revient à la Clinique ; reprise du traitement.

9 *décembre.* — Règles (XXVe jour). Diminution de l'empâtement iliaque.

22 *décembre.* — Nouvel empâtement (XIVe jour). La malade reste chez elle.

1909. — Une attaque de grippe prolonge l'absence. F... ne revient au traitement qu'en mars.

A noter à partir de cette époque, où le traitement a pu être fait régulièrement pendant deux mois, une amélioration progressive, entre-coupée de quelques petites alertes coïncidant avec l'un des molimens.

La malade nous quitte en mai, avec les résultats suivants : facies amélioré, disparition des crises d'entéro-colite, règles normales une fois sur deux environ (les retards coïncidant avec une légère crise douloureuse). La cellulite générale est en voie de disparition.

La marche est facile. A noter la disparition de la sensation de froid dans la jambe droite.

La cellulite explique l'histoire de cette malade, et en fait l'unité. La congestion pelvienne, qui augmente aux époques moliminaires (STAPFER), c'est-à-dire aux environs du Xe (1er molimen) et du XXe jour (2e molimen) à compter du Ier jour des règles, provoque dans le bassin, dans le ventre et dans la circulation générale des poussées cellulitiques.

Celles-ci produisent leurs effets vaso-moteurs, sensibles, moteurs, sécrétoires et trophiques (acné) habituels. Au moment des règles, décongestion et débâcle générales : à l'œdème salpingien succède la leucorrhée ; la constipation (que je considère, dans ce cas, comme un œdème des follicules clos) fait place à la diarrhée et à l'expulsion de mucosités glaireuses ; les névralgies sont remplacées par un bien-être relatif ; les papules et pustules d'acné disparaissent.

Supprimez de votre diagnostic et de votre traitement le concept qui en est la clef de voûte, vous errez alors de la salpingite à l'entéro-colite, de l'appendicite à une affection stomacale, en passant par l'hystérie et la neurasthénie. C'est l'aventure de la plupart des femmes.

Maladie de Dercum

La maladie dite « de Dercum » est l'adipo-sclérose du tissu conjonctif, et principalement du tissu cellulaire sous-cutané, c'est-à-dire une cellulite arrivée à sa période définitive.

Depuis l'époque où DERCUM, professeur de neurologie à la Faculté de médecine de Philadelphie, décrivit (1888) le cas d'une femme atteinte *d'adipose dou-*

loureuse, d'asthénie physique et *de troubles psychiques*, de nombreux travaux, thèses, articles, observations, ont paru sur ce sujet. Rares entre 1888 et 1894, on ne les compte plus à partir de 1901 ; mais à mesure que leur nombre s'accroît, les divergences des symptômes et des opinions se font jour.

La plupart des auteurs s'attachent à la recherche de l'adipose ; dans quelques observations, on est surtout frappé par la prédominance des troubles psychiques ; l'asthénie semble être pour d'autres le caractère fondamental ; pour certains, la douleur est un symptôme capital, tandis que quelques-uns ne considèrent pas ce signe comme indispensable. Cette confusion laisse déjà présumer, ou bien qu'il s'agit de cas tout différents de l'affection décrite par Dercum, ou que celle-ci et ceux-là ne sont que des apparences diverses d'un seul et même processus, dont la pathogénie reste obscure.

A la lecture des premières lignes concernant le syndrome de Dercum qui me tombèrent sous les yeux (1907), je fus frappé de son analogie avec ce que je soignais alors sous le nom de *panniculite* (adipo-sclérose douloureuse de la paroi abdominale, des cuisses, du dos, des bras, etc.), terme imaginé par Stapfer, et peut-être avant lui par le Suédois Hogner. Il y avait bien la douleur, l'œdème et l'asthénie, mais les troubles psychiques paraissaient manquer. Je croyais alors que la maladie de Dercum exigeait un état confinant à l'aliénation mentale. La lecture des travaux parus sur l'adipose douloureuse me détrompa : les troubles psychiques mentionnés consistent le plus souvent en un vague état neurasthénique, lorsqu'ils ne font pas entièrement défaut. Malgré tout, je croyais encore en 1908, mais faiblement, à l'autonomie des formes multiples décrites sous les noms de syndrome de Dercum, œdème névropathique, œdème rhumatismal, trophœdème, adipose tropho-névralgique, etc., tant il est difficile d'échapper à l'influence des affirmations signées de noms compétents. Pourtant si l'on analyse chacune de ces formes cliniques de la cellulite, on voit que, dans tous les cas, c'est l'altération grossière des téguments qui a servi à désigner l'affection. Comme cette altération est très variable (la forme aiguë pouvant revêtir des aspects différents, et la forme chronique présenter des phases successives), il en résulte probablement une grande diversité apparente qui a fait croire à des affections distinctes les unes des autres.

On peut réunir dans un même groupe un certain nombre de formes morbides relevant, à mon avis, de la même pathogénie, et qui sont :

La maladie de Dercum;
L'œdème névropathique;
L'œdème rhumatismal;
La lipomatose symétrique, ou non ;
Le pseudo-myxœdème ;
L'œdème segmentaire de Debove ;
Le tubercule sous-cutané douloureux;
L'adipose localisée ;
L'obésité dite simple ;
La cellulite et la panniculite ;

et j'en omets, sans doute.

Les Suédois, qui n'ont connu (à part Josephson) que la forme nodulaire de la cellulite, et les auteurs qui ont décrit les variétés d'adipose et d'œdème mentionnées ci-dessus, s'accordent à dire que les pieds et les mains sont toujours indemnes. Ceci demande explication : si l'on ne tient compte que des apparences, l'observation est exacte. L'adipose affectionne certaines régions bien connues et respecte les extrémités. Mais la cellulite n'est pas une prolifération du tissu adipeux ; elle est une dystrophie, une transformation de cellules lymphoïdes en cellules adipeuses, et là où le tissu conjonctif est rare, elle ne saurait trahir sa présence par des masses adipeuses. La douleur, au contraire, qui accompagne invariablement la cellulite, est aussi fréquente aux mains et aux pieds que sur les autres régions, et la cellulite s'y manifeste par d'autres symptômes : œdème, cryesthésie et thermoesthésie, hyperhydrose ou anhydrose, etc.

La douleur est tantôt spontanée, tantôt provoquée. Il faut accepter avec la plus grande réserve les observations où l'on signale son absence. Il m'est arrivé, au début de mes recherches, de croire sur parole des malades qui m'affirmaient ne sentir aucune espèce de douleur, malgré l'adipose, l'asthénie et l'œdème, ou qui plaçaient le siège de leurs souffrances dans les organes profonds. Actuellement je ne m'y laisse plus tromper, et j'ai présent à la mémoire le souvenir tout récent d'une dame qui me consultait pour une névralgie de la nuque. Me voyant soulever la peau de la région occipitale pour en explorer la sensibilité, elle s'empressa de rectifier ce qu'elle croyait être une erreur : Mon mal est à l'intérieur, dit-elle. Sa phrase n'était pas encore achevée qu'elle poussait un gémissement : la douleur, superficielle, ne dépassait pas les limites d'un centimètre carré. La plupart des malades n'accusent des névralgies que dans une zone très limitée (face, thorax, bras, lombes); dans le reste du corps, la douleur n'apparaît qu'à la pression, et les autres symptômes cellulitiques manifestent seuls leur présence, le plus souvent sous forme d'asthénie, de froid, de chaud, d'œdème, de crampes. Enfin, certains malades n'accusent aucune douleur spontanée.

Le symptôme « adipose », tel que l'entendent les auteurs, est plus infidèle en réalité que la douleur ne l'est en apparence. J'ai dit plus haut que le point de départ de mes recherches avait été *la panniculite*, ou adipose douloureuse de la paroi abdominale, fréquente chez les femmes qui souffrent du ventre. Or la cellulite s'observe aussi souvent chez les femmes (ou les hommes) maigres que chez les obèses ou celles qui présentent un embonpoint modéré. Et puis, dans toute adipose, on trouve des points douloureux, car l'obésité est déjà un symptôme de cellulite. Si l'on tient à faire une distinction, elle doit porter, non sur la douleur, mais sur l'adipose, et l'on dira d'une malade qu'elle est une cellulitique maigre ou une cellulitique adipeuse.

L'adipose, quand elle existe, affecte les formes suivantes : nodulaire, diffuse, localisée ou généralisée, pseudo-lipome sus-claviculaire, lipomatose symétrique ou non, et même lipome circonscrit.

Il faut violenter un peu le sens des mots pour dire que le lipome est une forme de l'adipose : ceux de *tumeur adipeuse* sont plus exacts. Mais je veux indiquer par là une communauté d'origine névropathique, trophonévrotique, entre ces deux productions graisseuses. On objectera la capsule qui entoure le lipome, mais celle-ci n'est qu'un produit de réaction de voisinage.

Le cas de Rénon et Heitz, présenté à la Société de Neurologie (*Revue de Neurologie,* 1901, p. 704), plaide en faveur de cette identité. Décrit par les auteurs sous l'étiquette *d'adipose douloureuse*, il donna lieu à une discussion dans laquelle intervint P. Marie, qui en fit un cas de *lipomatose douloureuse* et non de maladie de Dercum.

Cheinesse a rapporté avant moi ce fait qui m'avait frappé, et dont j'ai retrouvé la relation dans son travail très intéressant, d'une logique très serrée, sur « l'identité de la lipomatose symétrique douloureuse avec la maladie de Dercum » (*Semaine méd.*, 8 juillet 1903). Nous étant documentés aux mêmes sources, les mêmes arguments nous sont venus à l'esprit. Mais il me serait difficile de les produire sous une forme plus démonstrative qu'il ne l'a fait dans son remarquable travail. A cette époque, une seule thèse (celle de SELLERIN) avait paru sur le syndrome de Dercum. Deux autres, au moins, ont vu le jour depuis : celles de HOUÉE et de CRÉMIEUX. Leurs auteurs s'efforcent, à l'aide des observations déjà connues et des nouvelles qu'ils apportent en contribution, de créer au syndrome de Dercum une physionomie spéciale. Leur argumentation, pour louable et documentée qu'elle soit, ne prévaut pas contre les objections qu'y oppose CHEINESSE, à l'étude duquel on se reportera avec grand profit. On y puisera la conviction (que j'ai acquise d'autre part à l'aide de nombreuses observations) que pour différencier l'adipose douloureuse de la lipomatose, on ne saurait faire état ni de l'âge, ni du sexe, ni du mode de début, ni de la présence ou de l'absence des douleurs, ni de la symétrie, ni de la consistance des tumeurs ou des masses graisseuses. Que reste-t-il alors ?

Le syndrome de Dercum se distingue-t-il mieux de l'obésité avec douleurs ? Pour cela, il faudrait d'abord que les cas présentés sous le nom d'adipose douloureuse fussent absolument comparables. Or il n'en est rien. Les malades sont tantôt des obèses affligés de douleurs arthropatiques ou rhumatismales, tantôt des lipomateux à tumeurs plus ou moins circonscrites; d'autres présentent un œdème mou, pâteux ou dur, diffus ou limité, localisé, segmentaire ou généralisé. Bien mieux, on trouve réunis chez le même individu l'obésité commune, le lipome circonscrit, les lipomes multiples, la lipomatose symétrique, et des arthropathies (cas LE MEIGNEN et LEVESQUE). Malgré l'absence de toute espèce de trouble psychique, ces auteurs n'hésitent pas à affirmer « *qu'il s'agit de maladie de Dercum, d'adipose douloureuse symétrique* » (*Bull. méd.*, 28 avril 1906).

Le Meignen lui-même, qui a été un des premiers, sinon le premier à signaler à l'attention des médecins français ce que *très improprement, à son avis*, on nomme maladie de Dercum, a été frappé *d'une certaine dissemblance entre les observations en même temps que d'un manque de netteté qui permet de se demander si les observateurs se sont bien toujours trouvés en présence de cas absolument analogues* [1]. Quelques lignes plus loin, il ajoute: *Il est à noter que plusieurs de ces régions* (union du cou et du dos, face postérieure du bras, partie supérieure du thorax, face antérieure et interne des cuisses) *sont souvent signalées comme étant aussi le siège de prédilection des dépôts de graisse dans l'obésité et l'on peut se demander si les auteurs qui ont observé cette disposition ne se sont pas trouvés en présence de cas de syndrome de Dercum ou si bien des faits d'obésité ne relèvent pas exactement de la même pathogénie que le syndrome lui-même.*

En définitive, l'adipose est un trouble trophique qui relève dans tous les cas et sous toutes ses formes de la même cause ; elle ne constitue pas par elle-même une maladie, soit qu'on la considère isolément, soit qu'on lui adjoigne d'autres symptômes morbides pour créer, d'une façon très arbitraire, un syndrome. On en peut dire autant de *l'œdème.*

Laissant de côté les œdèmes séreux, qui n'entrent pas dans le cadre du sujet, nous nous trouvons en présence des formes connues sous les noms d'œdème *névropathique* et d'œdème *rhumatismal*. L'un et l'autre

1. *Gazette méd. de Nantes*, 1906, n° 23.

peuvent être diffus ou circonscrits, localisés ou généraux, ces distinctions n'offrant aucun intérêt particulier.

Dans le cours de mes études médicales, j'eus la chance d'observer dans le service de Potain un malade atteint d'une tumeur, du volume d'une noix, sise sur l'avant-bras, pseudo-fluctuante, chaude, rouge, luisante, offrant, à s'y méprendre, les caractères d'un phlegmon circonscrit. Le maître nous étonna beaucoup en nous affirmant que cette tumeur était d'origine rhumatismale, et qu'elle ne renfermait pas une goutte de sang, de pus ou de sérosité. Il y a cinq ou six ans, une de mes malades, Mme O..., rhumatisante, obèse, asthénique, névralgique à prédominances faciale et pelvienne, avec crises fréquentes de tristesse et d'abattement, fit en une nuit une poussée de petites tumeurs du volume d'une cerise, sur les deux jambes (érythème noueux). Elle m'avoua que chaque matin elle trouvait, en faisant ses ablutions, des ecchymoses disséminées sur tout le corps, sans qu'elle pût les attribuer à des coups ou à des heurts. Ce phénomène des « contusions spontanées » ou dues à des chocs insignifiants est d'une fréquence extrême chez tous les cellulitiques, surtout chez les obèses. Enfin en 1908, une malade de la Clinique, soignée pour une affection pelvienne, nous montra un jour une nodosité située sur l'avant-bras et qui me rappela de tous points la malade de Potain. Un médecin présent opina même pour un phlegmon et conseilla l'incision. Cette tumeur disparut spontanément. Voilà pour l'œdème *rhumatismal* à forme nodulaire, circonscrit.

Mme M..., que j'ai soignée en juin et juillet 1908 à la Clinique, présentait les symptômes suivants : *douleurs* datant de plusieurs années, continues depuis quinze jours, occupant le ventre autour de l'ombilic, augmentant après les repas et à la suite d'un effort. Gonflement après manger. Constipation. *Crises nerveuses* autrefois. Insomnie. *Œdème* des membres inférieurs montant jusqu'aux genoux, et du membre supérieur droit jusqu'au coude (a consulté pour cet œdème dans divers hôpitaux). Sept accouchements, dont un avec forceps (déchirure), deux à huit mois ; une fausse couche de trois mois et demi. Un confrère a diagnostiqué chez la malade un rein mobile et a conseillé le port d'une ceinture. *Asthénie* prononcée. L'examen, pratiqué peu à peu, au cours du traitement quotidien (seule façon d'arriver à un diagnostic juste chez les femmes, en raison de l'aspect *protéique* des lésions) permet de conclure à l'absence de ptose rénale vraie, mais à un abaissement général des viscères aux époques *molimi-naires* (STAPFER). Aux mêmes époques, le côlon est gros, tendu, contracté, douloureux ; l'utérus augmente de volume et a une consistance fibromateuse ; le ligament large droit est dur, douloureux, avec infiltration ambiante. *Diagnostic :* cellulite abdomino-pelvienne, avec poussées périodiques ; œdème dit névropathique.

Après quinze jours du traitement la malade m'affirma que l'œdème était en diminution, mais ce résultat ne me parut manifeste que dix jours plus tard. En même temps reparut et persista, dans les membres œdématiés, la sensibilité qui y devenait fréquemment obtuse. Une observation attentive des faits permit de constater que l'œdème reparaissait un peu sept jours avant les règles (2e molimen) et diminuait dès que le sang coulait. La malade quitta le traitement le 25 juillet pour partir en voyage, avant d'avoir obtenu toute l'amélioration qu'une prolongation de soins eût permis d'espérer.

J'ai observé depuis plusieurs cas d'œdème de la main que le traitement de la cellulite a fait disparaître, et je n'attache plus à ce symptôme d'autre importance, dans cette affection, qu'il ne convient. Voilà pour l'œdème *névropathique*.

J'ai toujours observé, comme dans ces cas, *la douleur*, sous forme d'arthropathies, de rhumatismes, de névralgies faciale, abdomino-pelvienne, intercostale, lombo-dorsale, et *l'asthénie*. *L'œdème*, sous la forme de gonflement manifeste des extrémités, et *l'adipose*, si l'on réserve ce nom à la production de masses graisseuses avec les caractères de l'infiltration ou de la tuméfaction, sont des phénomènes inconstants. Ils ne manquent jamais, au contraire, si l'on veut bien admettre qu'œdème grossier et adipose massive n'apparaissent pas du jour au lendemain (sauf dans les formes aiguës et subaiguës), et que des mains exercées à leur recherche peuvent en percevoir les formes plus discrètes du début. Certains œdèmes, du reste, ne dépassent pas le stade où le palper peut les déceler, et certaines adiposes ne méritent ce qualificatif que parce que le microscope y pourrait saisir sur le vif (comme dans les biopsies de Dercum et autres) la transformation lympho-adipeuse du tissu cellulaire.

Le tubercule sous-cutané douloureux n'est évidemment pas autre chose que la forme scléreuse, nodulaire, de la cellulite, déjà observée et signalée par les Suédois.

Dercum lui-même avait été frappé de la ressemblance qu'offrent certaines adiposes avec le myxœdème, puisque sa première observation portait comme titre : Dystrophie du tissu conjonctif sous-cutané du bras et du dos associée à des symptômes analogues à ceux du myxœdème. Je n'insisterai donc pas davantage sur la qualification de pseudo-myxœdème donnée à certaines formes de cellulite.

D'après ce qui vient d'être dit, il est évident qu'arrivée au stade où Dercum l'a signalée le premier, la présclérose du tissu cellulaire a peu de chances de guérir. J'ai obtenu cependant de véritables régressions de la maladie.

Observation

Mme C..., 50 ans, vient consulter à la Clinique de K. G. le 9 septembre 1908 pour des *douleurs épigastriques et abdominales.*

Antécédents : En 1883, accouchement; péritonite (?).

En 1885, fausse couche, avec suites.

En 1886, accouchement normal.

En 1889, accouchement normal.

En 1890, ovariotomie double pratiquée à la Salpêtrière.

Après l'opération, alitement d'un an; marche ensuite avec des béquilles. Poids 55 kilogrammes.

En 1896, hystérectomie vaginale à la Salpêtrière ; 5 mois d'hôpital.

Depuis cette époque, la malade augmente de volume, continue à souffrir du ventre, perd ses forces et devient mélancolique. Des troubles urinaires ayant apparu (pollakiurie et épreintes), elle se rend à Necker où on diagnostique : cystite. Trois séances hebdomadaires d'instillations et lavages pendant plusieurs semaines ne la soulagent pas. Les douleurs du creux épigastrique, l'inappétence et les troubles dyspeptiques surviennent ou augmentent. Elle consulte à Saint-Antoine, où le Dr MATHIEU lui prescrit un régime alimentaire. Aucun soulagement. La malade ne s'alimente presque plus et pourtant son poids et son volume augmentent considérablement en même temps que ses forces diminuent de jour en jour. Poids :

73 kilogrammes (juillet) ; 76 kgr. 800 (9 septembre).

La paroi abdominale est volumineuse, dure, et comme matelassée. Les cuisses sont épaisses, dures. Partout ailleurs, sauf à la tête et aux extrémités, épaississement et induration de la peau, qui est comme scléreuse. Facies inexpressif ; exophtalmie légère ; abattement, tristesse, perte de la mémoire, asthénie physique et psychique. La palpation profonde est indolore ; la malaxation des plis cutanés provoque partout une vive douleur. Emphysème et bronchite chronique. Cellulite péri-uréthro-vésicale. Arthropathies. La flexion des articulations coxo-fémorales et fémoro-tibiales ne dépasse pas quelques degrés.

Mme C... présente au complet le syndrome de Dercum: adipose circonscrite sous forme de deux gros noyaux abdominaux symétriques, diffuse partout ailleurs, respectant les extrémités et la tête ; asthénie physique ; troubles psychiques. Malgré le pronostic peu favorable, j'entreprends le traitement de cette *forme scléreuse de cellulite.*

Je la soigne de septembre 1907 à mai 1908, avec des interruptions ; en tout, sept mois environ. J'ai obtenu les résultats suivants :

Arrêt dans la progression de l'adipose :

1908.	— Juillet	73 kgr.
1908.	— Sept. (début du traitement).	76 kgr. 800
1909.	— Mai (fin du traitement) . .	76 kgr. 300

Possibilité d'une alimentation suffisante, variée, malgré quelques légers troubles dyspeptiques.

Disparition des douleurs épigastriques et abdominales ; assouplissement de la paroi ; persistance, avec amélioration légère, de l'œdème scléreux des cuisses (dans l'impossibilité matérielle de masser toute la surface cutanée, j'avais traité surtout le ventre). Flexion des jambes et des cuisses facile ; très limitée avant le traitement. Retour des forces et de la gaieté. La malade, à qui chaque mouvement était douloureux et causait une telle fatigue qu'elle ne pouvait venir au traitement qu'au prix de vives douleurs et d'un extrême abattement, pendant les premiers temps, fait 5 kilomètres par jour sans fatigue. La pollakiurie a disparu.

Le traitement, dans cette forme de cellulite, devrait, à mon avis, être ordonné comme suit :

Première année : six mois, en deux fois.
Deuxième année : trois mois.
Les années suivantes : six semaines.

d'une façon générale.

Depuis cette observation, j'ai eu à traiter trois autres cas de *cellulite scléreuse* dans lesquelles l'amélioration est manifeste à tous les points de vue, mais qui exigeront, pour éviter une récidive rapide, une reprise périodique d'un traitement prolongé pendant des années.

Neurasthénie

> « Les névroses sont des maladies à lésions ignorées plutôt que des maladies sans lésions. »
>
> Professeur Raymond.

L'idée que les névroses sont dues à des lésions organiques ne peut soulever d'autre objection que celle tirée de l'infériorité de nos moyens d'investigation qui leur a permis d'échapper jusqu'ici à nos recherches. Mais cette idée est si peu nouvelle qu'on a lancé, pour expliquer l'invisibilité de ces lésions, l'hypothèse de modifications moléculaires dans les conducteurs et les centres nerveux. Cette conception n'a rien d'invraisemblable, mais ce n'est qu'une hypothèse, qui a, en outre de cet inconvénient, celui de laisser peu de chance à toute tentative thérapeutique actuelle, car je ne sache pas que nous possédions une méthode de traitement permettant de modifier la qualité des vibrations moléculaires. Peut-être l'électricité est-elle capable de jouer ce rôle ?

Je voudrais, en me basant sur l'expérimentation clinique, essayer de faire entrer la neurasthénie dans le domaine des affections curables par un traitement simple, pratique, à la portée de tous les malades et de tous les praticiens. Je n'envisagerai, dans le groupe mal défini de ce qu'on appelle provisoirement les névroses, que celle dont la nature « matérielle » m'a paru jusqu'à présent la moins discutable.

Avant tout, il convient de faire une distinction capitale. Cette distinction, où ma faible compétence s'appuiera sur la haute autorité de M. le professeur RAYMOND[1], consiste d'abord à séparer les névroses en trois groupes provisoires :

Les petites névroses, ou névroses partielles, où prédominent les modifications physiques et périphériques du système nerveux. On peut y rattacher les affections passées en revue jusqu'ici dans cette étude, et d'autres encore ;

Les grandes névroses, ou névroses complexes, où l'on observe, à doses à peu près équivalentes, les troubles physiques et psychiques (neurasthénie, hystérie, épilepsie, chorée, etc.) ;

Les vésanies, que revendique entièrement jusqu'à nouvel ordre la psychiatrie.

Cet ordre étant établi, il faut encore distinguer dans

1. Professeur Raymond. *Névroses et psycho-névroses* (Paris, Delarue, 1907).

la neurasthénie une forme héréditaire et une forme acquise, celle-ci côtoyant les frontières du troisième groupe, et celle-là se rapprochant du premier. Dans la pensée de M. le professeur Raymond, le groupe intermédiaire serait ainsi appelé à disparaître progressivement de la nosographie, par attraction de ses éléments vers les deux autres catégories.

Ainsi coupé en deux tronçons : la *neurasthénie vraie* et la *psychasthénie* (Raymond et P. Janet), le « géant » est plus facile à étudier.

*
* *

Si nous passons en revue les *stigmates neurasthéniques*, ils constituent, d'après Charcot (*Leçons du mardi*), l'ensemble suivant : céphalée, insomnie, asthénie névromusculaire, rachialgie, dyspepsie gastro-intestinale, état cérébral.

La céphalée du neurasthénique affecte moins souvent qu'on ne le croyait autrefois la forme en casque. Elle est quelquefois limitée à l'occiput (Brissaud), s'accompagne parfois d'une hyperesthésie objective du cuir chevelu (Beard). Son siège le plus habituel, en raison de la forme qu'elle affecte, est au niveau du front, de l'occiput et de la nuque (Guinon).

L'insomnie est à peu près constante. Elle ne dépend pas de l'apathie physique, car les malades qui se dépensent le jour pour « mériter » le sommeil, n'y sont pas moins sujets (Brissaud).

L'asthénie neuro-musculaire est surtout marquée le matin, au lever. C'est une fatigue permanente, qui redouble au moindre effort. Elle coexiste le plus souvent avec *l'asthénie cérébrale* (état cérébral de Charcot).

La rachialgie, prédominante à la nuque (plaque cervicale) et aux lombes (plaque lombaire, sacrée), consiste plutôt en une pesanteur qu'en une douleur vive. Les auteurs tendent à en faire un caractère purement subjectif (?), en admettant toutefois qu'elle correspond, dans certains cas, à une hyperesthésie des téguments.

Les troubles dyspeptiques sont excessivement fréquents : douleurs, vomissements, aigreurs, hypopepsie, hyperpepsie, atonie gastro-intestinale, constipation, entéro-colite, etc. Certains malades présentent des variations déconcertantes de leur chimisme gastrique.

A ces symptômes *permanents* (Raymond) s'ajoutent des troubles *secondaires :*

Le vertige, d'origine gastrique selon les uns, circulatoire selon les autres, toxique pour certains auteurs, se combine avec les *phobies* et la *fausse angine de poitrine.*

Les troubles sensoriels consistent en symptômes visuels (asthénopie accommodative), auditifs (hyperexcitabilité), etc.

Notons encore : l'impuissance génitale, les troubles vaso-moteurs, l'asthme des foins, les douleurs (coccygodynie, viscéralgies, topoalgies), le tremblement.

*
* *

Nous avons déjà vu que les cellulitiques (forme scléreuse de Dercum) présentent en grand nombre des troubles psychiques variés. Dercum et Eshner citent l'un et l'autre un cas d'aliénation mentale ; la malade de Roux (de Saint-Étienne) était basedowienne ; le quatrième malade de Dercum était épileptique ; deux des malades de Dide et Leborgne sont aliénés ; Houée note dans sa thèse la dépression morale, l'affaiblissement intellectuel, la psychose épileptique, la démence alcoolique, l'involution sénile. D'après le même auteur, la fréquence de la maladie de Dercum serait de 4 °/₀₀ à l'asile d'aliénés de Rennes.

La gravité des troubles psychiques est-elle en rapport avec l'évolution des troubles trophiques, sensitifs, sensoriels, vaso-moteurs, sécrétoires ? Pour répondre à cette question, une vaste étude statistique et comparative serait nécessaire. Je crois, jusqu'à preuve du contraire, que chacun des symptômes de la présclérose peut évoluer pour son propre compte, sans que l'aggravation des autres doive nécessairement s'ensuivre. Il ne doit pas être impossible de rencontrer, à côté de troubles psychiques graves, une adipose peu accentuée et même ne dépassant pas le stade « histologique », des douleurs spontanées de faible intensité et même nulles, et les autres signes à l'avenant. Sicard et Roussy ont observé, chez les femmes ayant subi l'ovariotomie, les troubles mentaux dans une proportion de 67 °/₀ ; l'adipose (visible) était nulle chez 7,5 °/₀, moyenne chez 35 °/₀, considérable chez 57,5 °/₀ des sujets. Ces symptômes étaient fréquemment réunis.

La conclusion à tirer de leur travail est que la maladie de Dercum, forme avancée de la cellulite, trouve chez ces opérées un terrain favorable à la production des troubles de la nutrition, et que le plus fréquent est d'ordre psychique.

*
* *

La connaissance de l'origine vraie des névralgies périphériques nous permet de réunir deux des symptômes que nous venons d'énumérer : la *céphalée* et la *rachialgie*. Nous savons, en effet, qu'une névralgie relevant d'un trouble général de la nutrition n'existe jamais isolément, mais que pour une zone *spontanément* douloureuse, il en existe une foule d'autres qui constituent, si l'on peut employer ce terme, des *névralgies occultes*, ou, comme les appelle CORNÉLIUS, des *points nerveux*. Que les névralgies apparentes de la neurasthénie affectent le plus souvent le territoire de certains nerfs, c'est possible, bien qu'à ma connaissance il faille attribuer une importance médiocre aux localisations indiquées par le malade. J'ai pour principe, lorsqu'un patient consulte pour une névralgie, d'en rechercher la cause, si possible, et si elle ne peut vraisemblablement être rattachée qu'à un trouble de la nutrition, je recherche la cellulite, qui manifeste sa présence par les nombreux points douloureux disséminés sur tout le corps et ses autres symptômes ordinaires. Dans le cas présent, je mets en fait que chez le neurasthénique « galeatus », c'est-à-dire présentant de la cellulite céphalique, on trouvera constamment une *hyperesthésie marquée* de la peau des sourcils, du front, des pariétaux, des temporaux, de l'occipital, sur laquelle tranchera, en certains points qu'il faut rechercher avec le doigt, une douleur très vive. Ces points sont très nombreux, et il ne faut pas en limiter la recherche aux émergences classiques des gros filets nerveux. C'est *dans la peau* (et il est facile de s'en assurer à la face, en malaxant entre les doigts le fin tégument de la paupière inférieure, par exemple), là où s'épanouissent les ramifications les plus fines des filets terminaux qu'on trouvera le maximum de douleur. On conçoit qu'il est difficile, sinon impossible, de donner un nom à tous ces points. Ce sont eux, cependant, qui provoquent la céphalée, puisque leur disparition amène celle de ce symptôme.

La rachialgie correspond à deux zones particulièrement douloureuses : une cervico-dorsale et une lombosacrée, dans lesquelles se dissimulent une foule de points dont la compression (et mieux la malaxation) est douloureuse.

La recherche des zones riches en névralgies provoquées en fera découvrir, en dehors des régions classiques fronto-temporo-pariéto-occipitale, et cervico-dorso-lombo-sacrée, une foule d'autres, thoracique, mammaire, épigastrique, abdominale, fessière, crurale, pédieuse, brachiale, anté-brachiale, dorsale et palmaire, faciale, linguale, etc.

Toutes ces névralgies sont identiques, par leur siège et leur nature, à celles que l'on observe chez les autres arthritiques, c'est-à-dire qu'elles sont d'origine cellulitique. Elles disparaissent par le traitement habituel de la cellulite. *On peut en conclure que les névralgies des neurasthéniques sont d'origine cellulitique.*

Cette conclusion en amène une autre: *l'asthénie neuro-musculaire des neurasthéniques n'offre aucun caractère permettant de la différencier de l'asthénie consécutive aux névralgies de la cellulite.*

Ainsi revêtus d'une couche de tissu cellulaire comprimant et irritant sur toute la périphérie les émergences et les terminaisons des plus fins ramuscules de leurs nerfs, leurs centres et leur grand sympathique subissant perpétuellement cette excitation et y réagissant par des phénomènes moteurs, vaso-moteurs, sécrétoires et trophiques, les neurasthéniques dorment mal. Le contraire serait vraiment bien étonnant. Cette insomnie est d'origine périphérique, c'est-à-dire qu'il faut en rechercher et en combattre la cause dans le tissu conjonctif sous-cutané et nerveux périphérique, partout où l'on peut l'atteindre. Le retour du sommeil, la légèreté du cerveau, comme disent les malades, suit d'ordinaire les dix ou quinze premières séances du traitement. Plus tard, on observe la diminution de la faiblesse irritable, de l'inaptitude au travail, de *l'égo-*

tisme propre au neurasthénique, que rien n'intéresse en dehors de ses souffrances, lesquelles n'ont, quoi qu'on en dise, rien d'imaginaire.

Les troubles gastro-intestinaux des neurasthéniques sont, d'après les recherches de Walko, Strehl (voir plus haut : pseudo-appendicite), consécutifs à la participation du sympathique au processus névritique. On les observe chez tous les névralgiques avec une intensité et une fréquence variables. Ici interviennent des considérations d'hérédité, de résistance, d'hygiène, de profession, d'habitudes personnelles, qui expliquent suffisamment la prédominance de tel symptôme ou de tel autre chez les différents individus affectés de la même tare constitutionnelle.

Faut-il établir une corrélation, comme le veut Cornélius, entre le vertige et le point douloureux sus-orbitaire ? Je ne le pense pas, puisqu'on trouve presque constamment l'hyperesthésie de cette région chez des névralgiques qui ne souffrent pas de vertiges. Mais tous les vertigineux que nous avons traités l'un et l'autre, étaient des névralgiques. Le vertige n'est pas un symptôme stomacal; les troubles gastriques et le vertige sont des phénomènes procédant l'un et l'autre de la même cause.

On s'accorde généralement à donner la part prépondérante, dans l'étiologie de la neurasthénie, au surmenage psychique, et une part accessoire, secondaire, à des causes exogènes et endogènes telles que les poisons (morphine, cocaïne, tabac, alcool, plomb) ; les toxines provenant des maladies infectieuses ou dyscrasiques ; les traumatismes. Peut-être ne faudrait-il pas s'exagérer le rôle du surmenage cérébral ou psychique, car on risquerait ainsi de prendre souvent l'effet pour la cause. Il est certain que beaucoup de neurasthéniques sont des intellectuels, littérateurs, médecins, industriels ; mais on trouve constamment, dans ce cas, une autre cause à leur neurasthénie : hérédité neuro-arthritique, maladie acquise de la nutrition, mauvaise hygiène, sédentarité, tabagisme, alcoolisme, morphinomanie. D'autre part, la neurasthénie est loin d'être rare dans les classes de la société où les préoccupations intellectuelles ne jouent qu'un rôle très effacé.

De toutes les causes provocatrices de la neurasthénie acquise, le traumatisme est certainement le plus fréquent, si l'on donne à cette expression son sens le plus large, et c'est par la périphérie que l'affection débute le plus souvent. On peut ramener cette étiologie à deux grandes sources :

1° Traumatisme opératoire et accidentel;

2° Traumatisme toxique et infectieux.

Traumatisme opératoire et accidentel. — Un très grand nombre de sujets atteints d'affections nerveuses ou dyscrasiques établissent très catégoriquement une relation de cause à effet entre leur maladie et un traumatisme subi antérieurement. Nous avons pris l'habitude de négliger ce renseignement, de ne l'accepter qu'avec réserve, ou de n'en tenir compte que dans la mesure où il peut s'adapter avec notre opinion préconçue. Pourquoi ce dédain ?

Les médecins d'une même génération reçoivent le même enseignement, basé sur des théories régnantes ; ceux de la génération précédente essaient de se tenir au courant des découvertes les plus récentes ou des théories à la mode au moyen de lectures et par la fréquentation des centres d'enseignement clinique ou autres. Les symptômes morbides ne varient pas ou peu, mais leur interprétation subit l'influence des idées du jour, dont quelques-unes ont une base scientifique sérieuse, expérimentale ou clinique, tandis que les autres en sont complètement dépourvues, malgré les apparences. La course au succès et à la notoriété fait que des symptômes très fréquents, mais insuffisamment observés, passent pour des raretés et sont aussitôt transformés en maladies.

La tyrannie des mots rend difficile la recherche indépendante et consciencieuse des faits, dont la plupart des praticiens s'abstiennent du reste, par apathie intellectuelle, asservissement au dogmatisme scolastique, manque de temps. Au lieu que chacun contrôle l'enseignement reçu par l'observation quotidienne, on fait entrer, de gré ou de force, les cas observés dans le moule où ils s'adaptent plus ou moins. Si les réponses du patient sont adéquates au sens de l'interrogatoire, tout va bien ; mais toute opinion personnelle, tout renseignement qui ne cadre pas avec ceux des gros traités classiques sont laissés pour compte au malade.

Il en est ainsi trop souvent des chutes, coups, blessures, opérations, subis par lui, ayant impressionné ou ébranlé fortement son système nerveux, mais qui n'ont, aux yeux du médecin, que la valeur d'un fait-divers plus ou moins intéressant.

Combien n'en voyons-nous pas, de ces éclopés des deux sexes, traîner de ville d'eaux en ville d'eaux, de consultation en consultation, leur *balafre* et leur neurasthénie! On croit être quitte envers eux en les qualifiant de névropathes ; mais un peu de logique, cependant, serait ici de mise : ou bien ces opérés étaient des névropathes, et il ne fallait y tailler qu'à bon escient et dans les cas d'urgence seulement ; ou bien l'opération fut le point de départ de leur neurasthénie.

Nous sommes saturés de l'imbécile admiration que la foule professe à l'égard de toute chirurgie, sans réfléchir un seul instant que les progrès de la technique sont un danger social, s'ils ne marchent de pair avec les saines traditions de la clinique, avec une conscience professionnelle au-dessus de toute tentation, et avec une haute culture morale et intellectuelle.

Réservons notre respectueuse sympathie aux maîtres, habiles opérateurs autant que cliniciens avisés, chez qui l'on rencontre l'alliance de tous ces dons.

On relève l'étiologie du traumatisme opératoire à tous les degrés de la neurasthénie, aussi bien dans ceux qui sont rangés sous l'étiquette de syndrome de Dercum (douleurs, adipose, asthénie physique et psychique) que dans les cas moins avancés.

Le traitement prophylactique consiste, avant toute opération, à s'assurer qu'il n'existe pas de cellulite avec manifestations cérébrales, à la faire disparaître, et à n'opérer qu'en cas d'absolue nécessité.

Les mêmes considérations s'appliquent au traumatisme accidentel.

Traumatisme toxique et infectieux. — Toutes les maladies infectieuses agissent comme causes provocatrices de la cellulite, et par conséquent de la neurasthénie, par le ralentissement de la circulation qu'elles déterminent vraisemblablement. Les poisons opèrent de même ; l'alcool, le tabac et le plomb sont parmi les plus fréquents. Je n'hésite pas à considérer le tabac comme un des facteurs les plus puissants des névralgies et névrites périphériques et des autres symptômes de la cellulite.

On accuse le tabac de provoquer des troubles digestifs : c'est parfaitement exact, mais ici comme en bien d'autres cas, la dyspepsie, les éructations, les aigreurs, brûlures et autres malaises sont des symptômes dépendant de la cellulite. Un de mes amis, grand fumeur, souffrant de névralgies disséminées, d'inappétence et de dyspepsie flatulente, renonça pendant deux mois à son plaisir habituel ; douleurs, asthénie, et troubles dyspeptiques s'évanouirent vers le milieu de sa période d'abstention, pour reparaître peu à peu avec la reprise des anciennes habitudes. Le vertige tabagique est également d'origine cellulitique.

La goutte, le diabète, le rhumatisme chronique, sont des affections dépendant du ralentissement de la nutrition, auquel elles contribuent ensuite pour leur propre part, et nous savons quelles suites entraînent, pour le tissu cellulaire, la stagnation du liquide nourricier et la lenteur des échanges. Dans le système nerveux, elle entraîne le déséquilibre de la tension nerveuse et la production de troubles psychiques.

Crampes professionnelles

Un médecin, que je connais intimement, a périodiquement des crises migraineuses coïncidant avec des troubles dyspeptiques ; parfois la migraine est remplacée par une névralgie sacro-lombaire, ou par du rhumatisme scapulo-huméral, avec fortes douleurs au moignon de l'épaule, impotence musculaire, etc. Depuis plusieurs années, il éprouve, à la suite de travaux d'écriture un peu prolongés, une raideur de l'avant-bras, du poignet et des doigts qui tiennent la plume. A cette contracture s'ajoutent un endolorissement des muscles et des troubles spasmodiques de l'écriture. A la suite d'un long voyage, au moment d'écrire une lettre, sa main et son avant-bras droits sont agités d'un tremblement saccadé ; il est incapable de maîtriser sa plume, qui tantôt n'achève pas la lettre à tracer, tantôt projette sur le papier des caractères informes.

En l'examinant, je trouve une cellulite généralisée, c'est-à-dire des centaines de points douloureux disséminés sur toute la surface cutanée ; sur l'avant-bras, le poignet et la main, il en existe au moins cinquante.

A la suite d'un traitement manuel irrégulièrement et insuffisamment suivi, les troubles de l'écriture disparaissent en partie, mais reparaissent et augmentent à la suite de surmenage. Après chaque séance, le sujet constatait une sensation de légèreté dans la main et le bras, et une aisance passagère dans les mouvements d'écriture.

Faut-il chercher dans les points douloureux et dans un début de névrite l'origine de la crampe des écrivains? Je serais disposé à le croire, la cellulite étant capable d'expliquer tous les symptômes observés dans cette infirmité. Mais d'autres observations sont nécessaires pour conclure.

ÉTIOLOGIE

L'étiologie de la cellulite (le processus anatomo-pathologique restant identique pour toutes les formes de l'affection) doit varier nécessairement selon les sujets, le sexe et le milieu.

Chez certains individus, elle sera la conséquence d'un traumatisme extérieur. On tient grand compte, dans l'étiologie des affections nerveuses, des accidents et émotions de tout genre auxquels le sujet s'est trouvé exposé, mais la relation reste difficile à interpréter entre la cause mécanique et la conséquence psychique. Elle est plus aisée à concevoir, si l'on admet que toute violence extérieure (qu'il s'agisse de coups, blessures, chute, opération, choc nerveux amenant une modification brusque de la tension sanguine) produit un œdème local qui se transforme à la longue en tissu scléreux comprimant les terminaisons nerveuses. Telle est l'origine probable des névrites interstitielles ascendantes périphériques à début brusque.

Si dans la forme lente, les choses se passent un peu différemment, le résultat final est le même. Prenons comme exemple la cellulite abdomino-pelvienne. Ici nous trouvons tout d'abord un terrain admirablement préparé, par sa structure et ses fonctions, à devenir le siège de congestions répétées, engendrant la chronicité, et créant à la longue une sclérose conjonctive irrémédiable, source de névralgies dont on trouverait ailleurs difficilement une fréquence, une intensité, et une variété comparables. Ceci nous explique pourquoi la femme, plus que nous, est prédisposée aux névralgies et aux névroses d'origine cellulitique : congestions physiologiques périodiques, transformées en état congestif chronique par la sédentarité, les attitudes prolongées, la mauvaise hygiène, l'infection.

L'homme à qui ses occupations sédentaires interdisent ou rendent difficiles la marche, l'exercice, le mouvement, est également sujet à un ralentissement de sa circulation peu offensif au début, mais qui crée à la longue des stases viscérales, une mauvaise nutrition, l'atrophie des éléments contractiles des vaisseaux et des glandes, de l'anémie périphérique et de l'hyperémie centrale. Les méfaits d'une circulation insuffisante ont été incriminés de tout temps dans la production de troubles morbides variés : la théorie de l'œdème cellulitique présclércux les explique d'une façon qui satisfait l'esprit, et qui demanderait seulement, pour transformer en certitude scientifique une hypothèse très vraisemblable, des preuves anatomiques plus nombreuses et plus variées que celles dont nous disposons jusqu'ici.

Chez les travailleurs manuels qui dépensent une grande force physique ou se donnent beaucoup de mouvement, il faut chercher à la cellulite une autre étiologie. Mais outre que leur profession pénible les expose davantage aux traumatismes de tout genre, y compris les injures atmosphériques, les mouvements brusques, les transitions rapides d'une température à une autre, le surmenage neuro-musculaire, certains d'entre eux sont victimes d'intoxications professionnelles (plomb, sulfure de carbone, mercure, hydrogène sulfuré, phosphore), et l'alcoolisme exerce dans leurs rangs de funestes ravages.

Dans toutes les classes de la société, dans les deux sexes, et à tout âge, l'organisme subit l'attaque des germes infectieux venus du dehors et dont les effets nocifs persistent après la disparition de la réaction consécutive. Les névralgies de la tuberculose, de la syphilis, de la grippe sont fréquentes et bien connues. Mais les conséquences lointaines de l'agression microbienne ne se limitent pas aux troubles de la sensibilité : on les observe dans le domaine de la sensibilité spéciale, des organes sensoriels, de la motilité, des sécrétions, et aussi des fonctions psychiques.

Le tabac est un des facteurs les plus puissants de la cellulite, soit que la nicotine et les autres principes toxiques agissent directement sur le tissu conjonctif pour y produire de minuscules cicatrices, soit que le ralentissement de la circulation, déterminé par le tabagisme, soit suivi de ses conséquences habituelles. On observe chez les fumeurs toute une série de symptômes qui relèvent de la sclérose organique : névralgies, troubles digestifs, vertiges, impuissance génitale, diminution de l'acuité sensorielle (vue, ouïe, tact, goût, odorat), modifications de la pression artérielle, neurasthénie, myasthénie, angine de poitrine.

On en peut dire autant de la morphine, de la cocaïne, et des autres poisons que nous introduisons dans nos organes. Ceux-ci se chargent, du reste, d'en fabriquer pour leur propre compte et de nous transmettre, par voie héréditaire, le terrain ainsi modifié par les toxines de nos ascendants.

On voit que les causes de la cellulite sont suffisamment nombreuses pour exercer la sagacité du clinicien. J'allais oublier de mentionner parmi elles l'âge, qu'il n'est pas en notre pouvoir de supprimer, mais que nous pouvons du moins retarder, par une prophylaxie intelligente et un traitement rationnel. La sénilité est, en effet, une forme de la cellulite ou de la sclérose organique, et on pourrait renverser la proposition en ajoutant que la cellulite est une sénilité précoce.

TRAITEMENT

Il faut traiter la sclérose organique dans les causes qui la font naître et dans les lésions qu'elle détermine. Il existe donc un traitement prophylactique et un traitement curatif, qui doit parfois se borner à être palliatif.

La prophylaxie consiste à éviter les causes provocatrices de la maladie, et si l'on n'a pu les détourner, à les empêcher autant que possible de réaliser leurs effets.

Il n'est au pouvoir de personne de prévoir les accidents auxquels nous expose le *curriculum vitæ*. L'insalubrité de certaines professions touche à des questions qui demandent, pour être résolues, l'association de compétences variées. De même nous ne pouvons modifier le terrain héréditaire que dans une certaine mesure. Pour ce qui est des professions nécessitant une attitude prolongée (couturières, blanchisseuses, cuisinières, vendeuses, mécaniciennes), chacun est libre en théorie de ne pas l'exercer, mais les nécessités de l'existence font que ces métiers trouveront toujours des amateurs. Du moins est-il à souhaiter que la loi intervienne pour obliger patrons et employés à observer les préceptes hygiéniques indispensables, et que les principes élémentaires concernant la nécessité du mouvement quotidien (le plus simple et le meilleur est la marche accélérée à l'air libre), de l'aération pulmonaire, de l'activité circulatoire, pénètrent de plus en plus la foule. Cette éducation doit commencer à l'école. Elle est aussi utile, pour l'avenir de la race, que l'orthographe et le calcul. Il est lamentable de constater l'état rudimentaire de ces notions dans toutes les classes de la société.

La prophylaxie des maladies microbiennes est relativement plus avancée que celle des maladies provenant d'une hygiène individuelle ou collective défectueuse. Faut-il croire que l'idée de la défense anti-microbienne séduit plus aisément la mentalité des foules, et que cette défense est plus facile à instituer que celle, plus simple cependant, par l'entretien normal de l'organisme? Pourtant on peut constater journellement avec quel dédain et quelle négligence sont observées les prescriptions affichées dans les lieux publics, et invitant à ne pas cracher sur le plancher. Il est triste d'être obligé de reconnaître la supériorité des races germaniques, scandinaves et anglo-saxonnes sous ce rapport.

Mais là où la prophylaxie peut s'exercer le plus utilement, c'est dans l'abstention des substances toxiques, alcool, tabac, morphine, ou dans l'usage modéré de certaines d'entre elles.

Dans le domaine médical, nous pouvons prêcher d'exemple. Jamais l'engouement pour l'ingestion ou l'injection de substances toxiques ou nocives à un degré quelconque n'a sévi avec plus d'intensité qu'à notre époque, où elle coïncide avec les progrès obtenus dans l'analyse et la synthèse chimiques. La mode est actuellement aux préparations bio-chimiques, dont le rôle néfaste se fera peut-être sentir tôt ou tard. Croit-on sérieusement que la présence dans le sang et l'élimination par le foie et les reins de produits certainement offensifs pour la cellule vivante se fasse impunément? On a parlé de gastrite médicamenteuse, et on a prétendu obvier à cet inconvénient au moyen de la voie hypodermique. On supprime ainsi tout simplement l'évacuation par la voie intestinale de certaines substances que les glandes gastriques pouvaient se refuser à absorber. Et l'effet accumulé de tous ces poisons sur les centres et les conducteurs nerveux ? Est-il négligeable ?

Les progrès merveilleux de la technique chirurgicale ont fait passer à l'arrière-plan les questions de diagnostic, de pronostic, d'opportunité. L'opération est devenue une façon de trancher le diagnostic. Une brillante intervention rapporte évidemment plus de profit et de gloire qu'une thérapeutique plus lente et moins théâtrale, à condition toutefois que le patient ne succombe pas sur la table d'opération. Les progrès de l'outillage et de l'antisepsie ont rendu cette éventualité plus rare, et encore n'est-ce pas certain, car autrefois on opérait moins. La chirurgie a-t-elle du moins prolongé l'existence en intervenant plus souvent ? On peut hésiter à le croire, en présence des suites néfastes qu'elle laisse si fréquemment derrière elle.

Pour entrer dans le domaine pratique, il faudrait :

1° Limiter les interventions aux cas absolument urgents, toute opération, indépendamment de ses résultats bons ou mauvais, déterminant une cicatrice qui est habituellement le point de départ d'une névrite conionctive;

2° L'opération étant jugée nécessaire, pratiquer avant (sauf évidemment les cas d'urgence) et après l'intervention un traitement prophylactique de la cellulite (massage du ventre en cas de laparotomie). Il est juste de dire que cette thérapeutique préventive rendrait assez souvent l'opération inutile.

Toute contusion ou blessure devrait être traitée par la kinésithérapie en même temps que par les autres moyens curatifs, à condition d'être aseptique ou rendue telle. Le repos des parties n'a sa raison d'être que pour favoriser leur réunion ou pour faciliter la formation d'adhérences isolatrices, dans les cas de perforation, d'arthrites infectieuses, de salpingites purulentes, de péritonite localisée ou généralisée. Dans les circonstances où elle est indiquée, l'immobilisation devra être réduite au strict nécessaire, et la kinésithérapie interviendra aussitôt que possible.

Le traitement curatif et palliatif de la cellulite consiste à libérer les nerfs de leur gangue de tissu conjonctif œdémateux ou adipo-scléreux.

Il est évident qu'on doit s'assurer d'abord que le tissu cellulaire est bien en cause, et qu'il n'existe pas de lésions sous-jacentes sur lesquelles le traitement aurait une action déplorable. Cela ne veut pas dire que, lorsque la cellulite complique une affection primaire, il faille toujours s'abstenir.

Le diagnostic établi, il faut étudier son sujet, car le dosage du traitement varie selon les cas et les individus. Une cellulite limitée aux alentours d'une cicatrice pourra exiger moins de ménagements qu'une neurasthénie ou une névralgie grave du trijumeau. On commence par rechercher les points douloureux, non pas tous le premier jour, mais un ou deux par région, sans insister et en s'arrêtant pour chaque point dès que la douleur apparaît. On note les points ainsi trouvés. Le lendemain et les jours suivants (tous les deux ou trois jours seulement, si l'excitation nerveuse est trop forte) on continue cette recherche, on augmente peu à peu l'intensité des manœuvres. S'il survient dans l'intervalle des séances de l'agitation, de l'insomnie, il faut raccourcir la durée des séances et les espacer. Au début, quelques secondes de massage pour chacun des points douloureux sont suffisantes; plus tard, beaucoup plus tard, on peut aller jusqu'à une minute par région renfermant plusieurs points névralgiques. La durée totale d'une séance ne doit pas excéder vingt minutes, sans perte de temps.

Il est inutile, dans le traitement d'une affection ordinairement ancienne, pour laquelle le patient a déjà suivi plusieurs genres de cures, d'escompter un succès rapide. Si certaines névralgies bénignes cèdent à quelques séances de massage, la guérison ou seulement l'amélioration des cellulites invétérées et graves se font attendre des semaines et des mois. Dans les cas moyens, on obtient déjà un adoucissement des crises, un bien-être relatif, une sensation de légèreté et de vigueur après une quinzaine de séances. Mais le traitement a des hauts et des bas : à une période de progrès succède souvent une dépression. Il semble que tout soit à recommencer, mais ces alternatives sont dues à des variations de la tension nerveuse, à des causes occasionnelles extrinsèques ou intrinsèques.

Le sens clinique et le doigté du médecin jugeront s'il convient d'espacer ou de diminuer la dose. Un encouragement, une bonne parole, suffisent parfois à remettre l'espoir au cœur du patient, qui assiste aux progrès du traitement et voit qu'on fait enfin quelque chose pour ses douleurs dont ses parents, ses amis, les médecins même niaient l'existence ou méconnaissaient l'intensité. C'est par là qu'on peut dire que le traitement est suggestif. Il faut de la suggestion dans toute thérapeutique, sauf peut-être dans la vétérinaire. Encore n'est-ce pas certain.

La durée totale d'un traitement est impossible à fixer dès le début, même d'une façon approximative. Tel cas, qui paraissait simple au premier abord, nécessite plus de temps et de soins que les apparences ne le faisaient prévoir. Des complications peuvent surgir : réaction vive, crises aiguës, qui obligent, surtout en gynécologie, à un dosage rigoureux, parfois à des suspensions momentanées. Six semaines à trois mois d'un traitement assidu, quotidien, ou presque quotidien, sont une moyenne habituelle. N'oublions pas qu'il ne s'agit pas seulement de guérir une névralgie locale (et il en est de fort tenaces) mais de traiter tous les points qui, sans provoquer des douleurs spontanées, se révèlent comme douloureux à la pression et donnent lieu spontanément à d'autres symptômes (myasthénie, troubles dyspeptiques, trophiques, vaso-moteurs).

TECHNIQUE

Le traitement manuel de la cellulite consiste en une *malaxation digitale* des tissus les plus superficiels, peau et pannicule adipeux, soulevés et isolés des plans sous-jacents. Dans les régions où cette manœuvre est difficile, voire impossible, on exerce, à l'aide de l'index ou du médius, une pression analogue au *vibrato* des violonistes. Cornélius (de Berlin) emploie exclusivement cette forme unidigitale. Nous reviendrons là-dessus dans un instant.

Il est malaisé de donner une description fidèle de la malaxation cutanée, qui exige, pour être pratiquée convenablement, un apprentissage méthodique. Je conseille aux débutants de regarder d'abord travailler un spécialiste, de s'exercer ensuite sur les formes avancées de la cellulite (panniculite, maladie de Dercum), et de n'aborder le traitement des grandes névralgies, de l'angine de poitrine, de l'épigastralgie, qu'après avoir acquis une dextérité suffisante. Le massage gynécologique exige un apprentissage spécial et possède, du reste, une technique particulière.

La panniculite est cette variété de cellulite qui consiste en la présence, dans le tissu cellulaire de la paroi abdominale, chez les femmes ou les hommes plus ou moins obèses, de noyaux durs, volumineux, atrocement douloureux à la pression, formant autour de l'ombilic un croissant à concavité dirigée vers le sternum. Ces masses sont composées d'un noyau central d'une consistance ligneuse, entouré de couches concentriques de tissu cellulaire dont la dureté, en rapport avec leur ancienneté, va en diminuant du centre à la périphérie. Tout à fait superficiellement, et aussi dans le voisinage de ces masses scléreuses, la peau est simplement œdématiée, comme capitonnée, pâteuse, et la cellulite y apparaît à un degré moins avancé. Les noyaux cellulitiques, surtout chez les personnes maigres, peuvent être réduits au volume d'un grain de blé : ils n'en sont pas moins douloureux. On les trouve parfois alignés comme les grains d'un chapelet, le long du mollet, sous la clavicule, ou à la partie interne du bras.

Dans les formes volumineuses de la panniculite abdominale, il faut saisir à pleines mains (les doigts n'y suffiraient pas) les masses adipo-scléreuses péri-ombilicales, et les pétrir doucement sans perdre un seul instant le contact. Les deux mains travaillent côte à côte, si je puis m'exprimer ainsi, l'une reprenant ce que l'autre vient de quitter, de sorte que les gros plis cutanés sont malaxés dans tous les sens.

On procède d'une façon à peu près similaire dans les autres régions, pour autant que leur forme s'y prête.

La malaxation de la région épigastrique est malaisée, pour plusieurs raisons. Chez certains individus, cette portion de la cavité abdominale est distendue et bombée, chez d'autres elle forme au contraire une excavation ; la disposition anatomique du tissu cellulaire en coussinets capitonnés par les intersections aponévrotiques du grand droit en rend la prise presque impossible dans le sens vertical, difficile dans le sens transversal. Il est à noter que bien des prétendues gastralgies sont en réalité des épigastralgies, malgré les symptômes moto-sécrétoires qui sont provoqués par la cellulite sous-cutanée et peut-être par la cellulite glandulaire. Si la malaxation est impossible ou trop douloureuse, se contenter de pressions exercées avec la face palmaire des doigts étendus (sorte de pianotage).

La forme primaire et secondaire (œdémateuse et adipeuse) de la cellulite comporte la malaxation à l'aide des doigts seulement. Il faut toujours tendre, à mesure que le traitement progresse, à cet isolement de la peau indispensable à la saisie des points névralgiques, car ces derniers sont constitués le plus souvent par les filets nerveux terminaux qui viennent se perdre dans le tégument externe. Une démonstration simple le prouve : la recherche classique des points douloureux dans la névralgie du trijumeau consiste à comprimer, à leur sortie du crâne, les rameaux sus et sous-orbitaires, entre autres, contre les os frontal et maxillaire supérieur. Or on provoque la même douleur, d'une façon plus nette même, en faisant à la peau du sourcil ou à celle de la paupière inférieure un mince repli que l'on fait rouler délicatement entre le pouce et l'index. Cependant, pour la commodité de la description topographique, je me sers des termes consacrés par l'anatomie et l'usage.

Les régions atteintes de cellulite sont constamment les mêmes : elles se confondent avec celles où il y a prédominance du tissu conjonctif, et c'est dans ces mêmes régions que, chez les obèses, le tissu adipeux tend à s'accumuler. Ce fait est une preuve de la transformation pathologique du tissu cellulaire en tissu adipeux, puis scléreux. Mais les points précis dont la compression éveille la plus vive douleur sont distribués dans ces zones d'élection d'une façon qui varie un peu selon les sujets. Les douleurs provoquées sont également plus fortes aux endroits où existent déjà des névralgies spontanées.

EFFETS DU TRAITEMENT

Pour avoir une idée des résultats obtenus dans le traitement manuel de la cellulo-névrite périphérique, tels que les malades les observent après un temps variariable, il suffit de prendre le contre-pied des symptômes locaux et généraux qui constituent le thème ordinaire du récit de leurs misères. De même que la sensation de poids, d'accablement, de fatigue perpétuelle revient sans cesse dans leurs descriptions, et que cette asthénie physique marche de pair, tout au moins dans la catégorie des sujets dont les centres nerveux travaillent plus que les muscles, avec une inaptitude aux fonctions psychiques ; c'est dans le domaine neuromusculaire que nous constatons les premiers signes avant-coureurs de l'amélioration : *sensation de légèreté, de bien-être, de résistance à la fatigue.*

Ce premier résultat a commencé à se manifester dans mes observations, *en moyenne,* entre la première et la deuxième semaine, rarement plus tôt, souvent plus tard, parce que je n'ai jusqu'ici à traiter que des cas anciens et peu favorables, et que la plupart de mes malades avaient dépassé l'âge moyen. Il est permis de supposer qu'avec des conditions plus favorables, les résultats seraient plus rapides. L'amélioration débute pendant la séance et persiste plus ou moins longtemps dans l'intervalle jusqu'à devenir continue.

Le retour du sommeil apparaît également vers le deuxième septenaire. Dans le cas contraire, il faudrait espacer les séances ou diminuer leur longueur, ainsi que l'énergie des manipulations.

Les facultés psychiques, et surtout *la mémoire*, sont favorablement influencées par le traitement des névralgies périphériques.

Dans le domaine *sensoriel,* j'ai noté la disparition de la fatigue à la lecture, que je m'explique de la façon suivante : de même qu'aux névrites scapulo-brachiales correspond une sensation de pesanteur et une impotence réelle des mouvements du bras, les névralgies du trijumeau et du facial s'accompagnent de symptômes vaso-moteurs, moteurs et sécrétoires dans la zone des nerfs ciliaires qui président à l'accommodation.

Tous les cellulitiques sont *sensibles au froid;* beaucoup éprouvent en outre une sensation de froid localisée à un membre ou à un segment de membre. Une de mes malades se plaignait d'avoir constamment la moitié droite du ventre et la fesse droite « gelées ». Ces sensations correspondent parfois à un abaissement thermique réel, d'autres fois on ne peut noter, à la main, aucune différence appréciable. Dans les deux cas, il est constant de voir disparaître ou diminuer ces symptômes désagréables. A noter également la guérison ou l'amélioration des coryzas et bronchites légères à répétition, d'origine arthritique.

Les phénomènes d'ordre réflexe, tels que l'arythmie cardiaque nerveuse, la toux « utérine », les symptômes sécrétoires gastro-intestinaux avec ou sans modification du chimisme, mais sans lésion glandulaire, disparaissent parfois rapidement avec les névralgies du voisinage. Leur persistance doit rendre circonspect. Chez une jeune femme atteinte de névralgies périphériques multiples (abdomen, cuisses, thorax, face) avec prédominance de quelques points douloureux sous-claviculaires et sous-mammaires gauches, chez laquelle l'auscultation n'avait rien révélé au début du traitement, tous les symptômes douloureux avaient disparu, à l'exception des névralgies thoraciques gauches et d'une arythmie cardiaque intermittente avec oppression et angoisse. Il existait à ce moment des craquements au sommet gauche, et l'expectoration était parfois sanguinolente. Il est difficile de dire si le traitement a modifié, en mal ou en bien, l'allure des lésions pulmonaires, mais le plus sage dans des cas semblables est de s'abstenir.

On s'explique assez facilement les améliorations que peut donner le massage de la peau, et spécialement des tissus abdominaux, dans les troubles fonctionnels de l'appareil génital de la femme non liés à des altérations pathologiques, par suite de l'action puissante de ces manœuvres sur le système neuro-vasculaire.

Quel est le résultat du traitement sur l'élément *douleur ?* Dans les cas récents (ce qui ne veut pas dire dans la manifestation la plus récente d'une cellulite ancienne), l'influence des manœuvres est rapide. Un mois à six semaines peuvent suffire pour un premier traitement. Dans les cas très avancés, avec tissus scléro-adipeux, neurasthénie, peut-être sclérose des organes profonds, il est inutile d'escompter une guérison, mais on peut rendre la vie supportable à ces malheureux : les fonctions s'améliorent, la locomotion en particulier devient possible. Mais la marche, et tous les mouvements en général, resteront pour eux une lutte perpétuelle contre la souffrance. De l'impotence avec douleur ils passent aux mouvements douloureux, et il leur faut une grande énergie de volonté pour ne pas retomber dans leur état antérieur. Il est indiqué de faire à de tels malades, après un premier traitement de trois mois, des petites cures fréquentes, brèves, entrecoupées de périodes de repos.

La troisième catégorie, qui s'étendra à mesure que le traitement manuel deviendra plus précoce, comprend les sujets qu'une cure assez prolongée (60 séances environ) débarrasse de toutes leurs misères, et qui feront bien, s'ils veulent se maintenir dans un état satisfaisant, de se soumettre chaque année à un traitement d'un mois, de même qu'ils vont demander chaque année à des eaux bienfaisantes un regain de vitalité.

Signalons encore, pour terminer, l'action du traitement manuel sur certains troubles trophiques : dermatoses, prurit, sclérose cutanée.

Il faut dire que beaucoup des symptômes énumérés disparaissent également par le massage abdominal pratiqué suivant la méthode de M. Stapfer, pour les affections gynécologiques. Mais j'ai été amené précisément à essayer le traitement direct des névralgies extra-génitales dans des cas où j'ai observé leur persistance malgré la disparition des lésions abdomino-pelviennes, et malgré la grande amélioration subjective de l'état général. Je crois, en effet, avec Cornélius, qu'il est indispensable de poursuivre les névralgies non seulement dans les territoires où elles se manifestent spontanément, mais partout où elles restent momentanément latentes. La recherche des névralgies doit donc toujours être généralisée à toute la surface cutanée.

Il serait du plus haut intérêt de rechercher l'influence du traitement manuel de la peau sur la nutrition chez les cellulitiques, qui sont tous des ralentis, par des analyses urinaires. Mes observations à cet égard sont encore trop peu nombreuses pour en tirer une conclusion, et cette expérience n'aurait de valeur que si elle était faite sous certaines conditions, difficiles à réunir. L'influence dont je parle doit être considérable, car on observe, par ce traitement, *le maintien du poids moyen des sujets* avec une *diminution très marquée de leur volume*, ce qui ne s'expliquerait que par une fonte adipo-celluleuse coïncidant avec un accroissement musculaire. Deschamps (de Rennes) a fait des constatations analogues.

INDICATIONS ET CONTRE-INDICATIONS DU TRAITEMENT MANUEL DANS LES NÉVRALGIES

Le traitement manuel a été essayé avec succès dans les cas de *névralgies* de toute espèce et de tout siège, lorsqu'il n'existe pas sur le trajet du nerf un obstacle, une cause d'irritation, autres que l'œdème cellulitique. Il est, avec la thermothérapie et l'élongation non sanglante le seul traitement qu'on ne puisse accuser de provoquer une névrite consécutive. La chaleur calme bien la douleur, mais elle est insuffisante dans la plupart des cas et ne fait pas disparaître l'œdème présclé-reux, la tare organique. L'élongation n'agit que sur les troncs nerveux d'une certaine importance (Cornélius) et est passible du même reproche. Les méthodes sanglantes et irritatives provoquent toutes de la névrite.

Les médicaments chimiques devraient être réservés à certains cas spéciaux.

Les rhumatismes sont également justiciables du massage des nerfs. Je reviendrai ailleurs sur cette question qui mérite une étude spéciale. Le *rhumatisme musculaire* et *le rhumatisme du type scapulaire atrophique* sont à traiter comme les névralgies du tissu cellulaire, avec adjonction de la gymnastique et d'autres formes du massage, après la disparition des points douloureux.

Les névralgies abdomino-pelviennes exigent la connaissance et l'emploi d'une méthode spéciale, *la kinésithérapie gynécologique*, parce qu'elles coïncident très fréquemment avec des troubles vaso-moteurs sécrétoires et trophiques d'une nature toute spéciale (1).

Le traitement manuel des névralgies est contre-indiqué :

1° Dans les cas trop invétérés, où il serait plus nuisible qu'utile. C'est affaire d'appréciation du médecin ;

2° Dans les névralgies des tuberculeux, la sclérose étant pour ces malades un processus relatif de guérison. S'il s'agit d'une sclérose limitée et lente, il y a intérêt à ne pas l'entraver; si la marche est rapide et généralisée, la lutte est inutile ;

3° Dans les tumeurs malignes ;

4° Dans les processus infectieux aigus.

1. Consultez Stapfer. *Traité de Kinésithérapie gynécologique* (Maloine, éd.).

CONCLUSIONS

Dans toutes névralgies, toutes névrites et dans toute affection ressortissant à l'arthritisme et ayant comme symptôme essentiel la douleur, il faut rechercher dans la peau et le tissu cellulaire sous-cutané (et sous-muqueux, lorsque cela est possible) la cause et le siège de la névralgie.

Cette recherche se fait par les doigts détachant la peau et le tissu cellulaire des organes sous-jacents.

De nombreuses observations permettent d'affirmer actuellement que la plupart des névralgies siègent dans les filets cutanés (ramifications microscopiques) des nerfs. Il est probable qu'ils sont atteints de névrite interstitielle, lésion analogue à la cellulite, panniculite, ou œdème du tissu cellulaire dont l'origine est un trouble de nutrition. Cette étiologie expliquerait la fréquence des névralgies chez les arthritiques.

Une malaxation spéciale, une certaine pression de ces points douloureux amènent la disparition progressive des douleurs et celle d'autres symptômes concomitants, vaso-moteurs, sécrétoires, moteurs, trophiques.

En même temps qu'une amélioration ou une guérison locale, on observe chez les malades une restauration du facies, de la santé générale, du bien-être, des fonctions psychiques, digestives, respiratoires, circulatoires, locomotrices, ce qui amène à penser que le traitement produit des effets réflexes ou qu'il agit par contiguïté et de proche en proche, sur la vascularisation et l'innervation du tissu conjonctif profond.

Le traitement des névralgies spontanées est incomplet et insuffisant s'il n'est accompagné du traitement des névralgies latentes.

APPENDICE

En donnant, à la suite de l'exposé de mes idées sur l'origine, la nature et le traitement des névralgies, un aperçu de la méthode de notre éminent confrère berlinois, j'obéis à des considérations d'ordre divers.

Tout d'abord, l'accueil bienveillant et sympathique que j'ai reçu auprès de lui me rend particulièrement agréable la tâche de faire connaître l'homme et ses idées au public médical français. De nos longues conversations, nous avons acquis la conviction réciproque que, partis d'une expérimentation différente, nous avons abouti à des conclusions absolument analogues au point de vue pratique. Le Dr Cornélius est arrivé, par une expérience accumulée pendant des années, à considérer la plupart des affections gynécologiques comme des symptômes d'origine névritique, tandis que la pratique de la kinésithérapie gynécologique, que j'ai étudiée aux côtés de Stapfer, m'a conduit à la recherche et au traitement de la cellulite dans les autres organes et régions du corps.

Au point de vue théorique (qui est toujours le moins important pour le malade, quoique souvent le plus intéressant pour l'esprit du chercheur), il existe beaucoup de divergences apparentes entre les explications que nous proposons, l'une mettant au premier plan l'altération mécanique des nerfs, l'autre donnant le rôle primordial aux troubles de la circulation. Cette lésion nerveuse primitive serait, d'après Cornélius, d'origine cicatricielle, le traumatisme ayant consisté en un œdème ou épanchement macro ou microscopique. C'est de l'œdème que nous partons également, Stapfer et moi, pour expliquer les altérations nerveuses consécutives. Au fond, les divergences théoriques peuvent se résumer en une question de mots.

Il en existe une autre dans la technique du traitement. Tandis que le Dr Cornélius traite tous les *points nerveux* que l'examen du sujet lui a signalés par une sorte de vibration unidigitale, je les malaxe, eux et le tissu qui les entoure, à l'aide des doigts des deux mains. Or cette différence, en apparence insignifiante, a une certaine importance pratique et même théorique. Ici je suis obligé de me séparer de mon collègue.

Nous sommes d'accord pour placer le siège exact de la douleur (ou de l'obstacle mécanique, du nodule neuro-conjonctif) dans les filets nerveux. Mais, tandis que je localise la douleur dans les filets cutanés et muqueux exclusivement, Cornélius admet en outre que ces nodosités se rencontrent également dans les terminaisons profondes, de même que j'admets que le tissu conjonctif général peut être (et doit être) atteint par la cellulite au même titre que le tissu conjonctif sous-cutané. Il existerait donc, d'après lui, des *points nerveux* profonds, et pour les atteindre, il faut déprimer profondément les tissus. Mais il me paraît évident, dans la pratique, que les points *superficiels* sont là où la peau est immédiatement en contact avec le squelette, et les points *profonds* là où elle en est séparée par des couches musculaires épaisses ou par l'intestin distendu, et où il faut déprimer profondément tous ces obstacles pour que le doigt rencontre enfin son point d'appui. La contre-épreuve qui consiste à saisir la peau seule entre le pouce et l'index, est toujours positive, c'est-à-dire met en évidence ce point prétendu profond. La sensibilité douloureuse ou agréable est une propriété de la peau et des muqueuses, où aboutissent les terminaisons nerveuses sensibles.

Théorie des « points nerveux » de Cornélius

La dénomination de « points nerveux » ne doit pas signifier seulement que la pression (ou toute autre cause) y éveille de la douleur, mais que ces points sont des lieux d'élection pour les effets d'excitation nerveuse, alors même que cette excitation n'a par elle-même rien de pathologique ni d'anormal.

Un point nerveux peut être central ou périphérique, et les symptômes dont il est le point de départ varient selon son siège, son caractère et le degré de l'excitation. Ceux de la voie centripète du circuit nerveux donnent une réaction sensible ou sensorielle, selon les cas; l'excitation des points de la voie centrifuge provoque des effets moteurs, vaso-moteurs ou sécrétoires, ce dernier terme étant pris dans son sens le plus large (y compris, par exemple, les phénomènes exprimant l'activité cellulaire, assimilation et désassimilation. Cependant il est de règle que les points douloureux centrifuges ne peuvent être mis en évidence que par la voie d'une excitation des points à direction centripète auxquels ils sont toujours reliés. Car les points nerveux sensibles jouent toujours le rôle principal : ils sont la pierre angulaire du traitement aussi bien dans la cure que dans la recherche des symptômes nerveux, même périphériques, centrifuges. A la question si intéressante : peut-on exciter les points nerveux par la représentation pure? il faut répondre hardiment par l'affirmative. Mais jamais l'imagination ne peut faire apparaître des symptômes nerveux, dont la mise en jeu n'est pas en rapport avec l'existence constante de points nerveux réels et typiques: elle joue le rôle d'un agent provocateur, ni plus, ni moins.

Les points nerveux se trouvent dans toutes les parties du corps, dans la peau, la musculature, les articulations, les troncs nerveux et aussi dans les centres.

. . . .

L'irradiation de la douleur n'obéit pas aux lois anatomiques ; elle suit une marche en apparence fort capricieuse, passant d'une moitié du corps à une autre, enjambant les limites des territoires osseux, musculaires, ou nerveux. Elle est soumise cependant à un principe invariable, que l'auteur énonce ainsi : *Toutes les fois que d'un point névralgique on peut provoquer dans une autre partie du corps, rapprochée ou éloignée de ce point, une douleur ou toute autre manifestation nerveuse périphérique, il existe en cette place un autre point nerveux.* Trouver ce point n'est pas toujours chose facile ; il faut souvent le chercher avec soin, aller profondément, pour mettre le doigt dessus (1).

. . . .

C'est dans les affections gynécologiques qu'on trouve la plus grande prédisposition aux névralgies, lesquelles s'observent déjà dans les organes extérieurs. Ainsi les points nerveux du vagin correspondent absolument aux symptômes du vaginisme. Si l'on admet comme une loi naturelle, que les fonctions purement naturelles doivent s'accomplir sans réactions anormales, la menstruation, la grossesse (dans l'accouchement des obstacles purement mécaniques jouent un rôle normal) devraient se passer sans troubler la vie ordinaire de l'organisme. En est-il ainsi ? Existe-t-il dans le monde une femme chez qui ces différentes fonctions ont lieu sans la moin-

1. Dans la pratique, Cornélius emploie divers signes graphiques pour distinguer les points nerveux d'après leur siège, leur intensité et leur caractère.

Cette distinction des points névralgiques en points superficiels et profonds constitue la plus grande, je pourrais presque dire la seule différence *pratique* entre la méthode de Cornélius et celle que j'emploie ; non pas que je conteste l'existence des points douloureux profonds (aussi bien que personne, je sais où les trouver dans la cavité abdomino-pelvienne), mais je crois qu'on a beaucoup exagéré la fréquence de la névralgie des troncs nerveux, et qu'on se méprend journellement sur le siège véritable de douleurs prétendues viscérales, musculaires, osseuses, articulaires, et qui sont purement et exclusivement cutanées.

dre difficulté ? On peut croire que ces privilégiées sont l'exception. Tous les malaises qui accompagnent ces phénomènes naturels, piqûres, tiraillements, migraines, maux de reins, troubles digestifs, sont dus à des points nerveux excités par ces processus de la sphère génitale. Le doigt explorateur découvre sans peine de nombreux points sur l'utérus et les annexes, mais c'est le long des parois du petit bassin, où s'épanouit un riche plexus nerveux, que la réaction est souvent la plus vive. Les excitations douloureuses provoquées par le toucher sont parfois en rapport direct avec des douleurs siégeant au thorax, dans le dos, dans la tête, ainsi qu'on peut le constater. Inutile d'insister sur la prudence et l'habileté qu'exigent de telles explorations. Dans tous les cas, partout où existe une sensation douloureuse, on peut avec certitude affirmer l'existence d'un point nerveux.

. . . .

. . . .

. . . .

L'anémie ou l'hyperémie simple ne peuvent, à elles seules. provoquer une névralgie, pour laquelle la coexistence dans le nerf d'un obstacle chronique est nécessaire. Ce dernier est le plus souvent d'origine conjonctive.

. . . .

Ces formations admises par Cornélius peuvent être excessivement petites, et telle que la préparation la plus minutieuse les dissocie et qu'elles échappent au microscope. Peut-on du reste suivre un trajet nerveux sur toute son étendue? Malgré tout, leur existence est assez réelle et leur nombre assez grand pour que leur présence se manifeste d'une façon subjective et fort incommode. Bien que la preuve anatomique manque jusqu'à présent, deux faits sont de nature à corroborer cette opinion.

I.— Un traitement purement physique réussit à faire disparaître tous les points nerveux périphériques presque sans exception.

II. — Les cicatrices sont une cause fréquemment observée à l'origine des névralgies, et il est habituel d'entendre dire aux malades que l'apparition de leurs douleurs a suivi de près le traumatisme.

. . . .

. . . .

. . . .

Il résulte de tout cela que les causes les plus variées peuvent être productrices de névralgies. Il appartient à la sagacité du médecin de les découvrir.

En tout cas, il importe de se maintenir inébranlablement au principe suivant : *Tout point nerveux est la conséquence d'un obstacle physique sur le trajet des conducteurs nerveux, et doit être envisagé comme la cause purement physique d'une lésion consécutive des tissus.* Par conséquent on en trouve partout où existent des nerfs, à leurs terminaisons, sur leur trajet, à leur origine et dans les centres.

. . . .

Les symptômes, aussi bien périphériques que centraux de cette affection protéiforme, sont faciles à expliquer par l'existence de points douloureux siégeant dans les centres comme dans la périphérie, car les mêmes processus mécaniques qui atteignent les nerfs de la périphérie peuvent survenir dans les autres. Ces considérations sont peut-être de nature à éclairer l'étiologie de l'épilepsie.

Il faudrait alors rapporter à ces points nerveux des centres l'épilepsie essentielle, ce qui n'est pas la règle. On sait en effet que des excitations exclusivement périphériques (myome utérin inopérable, névrome inclus dans une plaie, plaie par coup de sabre à la tête, etc.) peuvent provoquer des états absolument analogues aux contractures d'origine purement centrale et trouver cependant leur origine dans l'existence de points douloureux périphériques vivement excités.

. . . .

Comment expliquer que ces points douloureux en relations si étroite les uns avec les autres ne soient pas reliés par des liens anatomiques déterminés? La réponse n'est possible que si l'on admet que l'excitation se propage dans tous les sens. Ainsi une douleur provoquée par l'irritation d'un point scapulaire se transmet non seulement à la tête mais, par une sorte d'irradiation de la douleur, à tous les filets nerveux du corps.

. . . .

L'expérience déjà acquise par le Dr Cornélius lui permet d'affirmer, de par l'observation et le traitement, qu'aucun point douloureux bien saisi ne résiste. Dans les cas sévères le traitement peut durer des mois et présenter des réactions variées qui en troublent le caractère uniformément progressif. Mais du jour où le nerf est libéré de la gaine qui l'enserre, le point nerveux est guéri et le nerf retrouve le calme.

La marche du traitement est réglée de la façon suivante : au moyen de trois à six séances de massage par semaine, on laisse la réaction monter à son acmé et redescendre jusqu'à l'accalmie parfaite de tous les points d'excitation nerveuse. Cette méthode, qui exige parfois un traitement de plusieurs mois, peut dans les cas légers aboutir à un excellent résultat sans grande réaction, et sans que les patients renoncent complètement à leurs affaires. On doit s'attendre à ce qu'au début les malades se sentent affaiblis, énervés, fatigués.

. . . .

Les cas moyens et graves nécessitent une séance quotidienne, bien qu'il faille se méfier en général des massages trop fréquents. Les malades, témoins de l'adoucissement que leur procure la manœuvre qui consiste à leurs yeux en une pression banale, prendraient facilement l'habitude de comprimer eux-mêmes à tout instant leurs points sensibles. Ce tâtonnement continuel, fait sans art, n'est bon qu'à exciter au plus haut degré l'irritabilité nerveuse. De toutes façons, il faut interdire aux malades de se masser eux-mêmes.

. . . .

L'expérience de l'auteur qui remonte à une quinzaine d'années, lui permet d'affirmer, par l'étude spéciale qu'il en a faite, que les manifestations réactionnelles sont une indication formelle du massage et sont essentiellement favorables à ses idées. De même, en effet, que l'irradiation douloureuse d'un point vers une autre région lui permet d'affirmer que dans cette région se trouve un autre point nerveux ; de même, tout symptôme réactionnel consécutif à un massage des nerfs indique l'existence d'un autre point nerveux typique.

. . . .

Si la réaction est trop intense, mieux vaut diminuer la force du massage que de le suspendre ; souvent on se contente alors d'une friction légère, analogue à l'effleurage, sur les points les plus sensibles, ce qui suffit à les calmer. L'auteur s'est bien trouvé aussi dans ces cas des bains chauds, des bains carbo-gazeux.

Décrire les réactions est impossible : elles varient d'un

sujet à l'autre. Il ne s'agit pas seulement des réactions périphériques dans le territoire des nerfs périphériques, mais surtout de symptômes psychiques se manifestant dans toute la personnalité du sujet, et qui les font parfois douter du résultat final.

. . . .

Aucun point nerveux périphérique ne résiste au traitement : c'est affaire de temps, et les limites extrêmes sont fort variables. S'il en est qu'on guérit en une semaine, d'autres résistent pendant des mois.

La cure n'a pas de résultats indéfinis ; les malades ne devront pas négliger, à la moindre alerte, de revenir au massage. Il est prudent même, dans les cas graves, de les faire revenir après six mois ou un an, pour passer en quelque sorte une revue de leurs points névralgiques. C'est ainsi seulement qu'on peut s'assurer que la guérison est définitive.

. . . .

Le traitement chirurgical des points nerveux mérite une étude spéciale. Les résultats qu'il a donnés sont en général peu encourageants, et on peut croire qu'il n'en peut être autrement, pour les raisons suivantes :

1° La chirurgie ne peut songer qu'à libérer une faible quantité de branches nerveuses ; le nombre des points douloureux, surtout dans les cas graves, proposés pour l'opération, est par contre si considérable, qu'on ne sait de quel côté en commencer le traitement. Pour la même raison, l'extirpation profonde d'un réseau nerveux commun (ganglion de Gasser) n'a jamais qu'un effet unilatéral ;

2° Les tumeurs et les filets nerveux en question sont la plupart du temps beaucoup trop minuscules pour être visibles ; il faudrait donc opérer en quelque sorte à l'aveugle ;

3° Chaque nouveau trauma crée une nouvelle cicatrice, point de départ de nouvelles adhérences. L'intervention n'aurait donc qu'un effet péjoratif. C'est l'effet ordinaire après les extirpations sanglantes, par exemple de l'utérus, avec formation d'adhérences, origine de névralgies intenses. *A priori* on conçoit bien dans ces cas l'action efficace, progressive et durable de manœuvres dissolvant les adhérences, libérant les nerfs emprisonnés, et la pratique justifie ces espoirs ;

4° La réaction qui suit l'acte chirurgical est, dans ces cas, des plus intenses. Le contraire serait étonnant si l'on songe aux cas où une pression légère produit déjà un contre-coup sérieux. Cornélius cite à cette occasion un cas du début de ses recherches, concernant un officier atteint de neurasthénie. Celle-ci reconnaissait comme cause une fracture de côte négligée. Le sujet avait fait dix jours de manœuvres à cheval malgré son accident, et les douleurs apparurent six mois environ plus tard, très vives, avec irradiations dans tous les sens d'un point névralgique du troisième degré. La radioscopie ne fit rien voir de l'ancienne fracture. Encore peu familiarisé avec sa technique et ces sortes de complications, Cornélius proposa, après un traitement manuel sans résultat, une intervention chirurgicale. De l'aveu du malade, revu plus tard, elle fut absolument inefficace, sans avoir rien fait découvrir de positif, mais fut suivie d'une formidable réaction étendue à tout le corps, et dont la guérison nécessita beaucoup de temps et de patience.

Après le massage des nerfs, le traitement qui paraît le plus efficace est celui des injections intra-nerveuses. Mais si l'on réfléchit à la petitesse des points nerveux et à leur grand nombre, on conviendra que dans la majorité des cas le traitement n'aura aucune action sur des points douloureux aboutissant à des filets nerveux presque microscopiques. Le résultat favorable qui suit souvent l'injection d'un gros tronc, tel que le sciatique, s'explique pour les mêmes raisons que dans le traitement par le massage des points nerveux. Mais dans bien des cas parvenus plus tard à sa connaissance, l'auteur a pu constater l'effet purement local de ces injections, qui restaient sans action sur les très nombreux autres points nerveux. Il lui a même été donné d'observer quelquefois après les injections une réaction tellement vive qu'elle éveilla des névralgies jusqu'alors somnolentes et les malades furent affligés de douleurs plus intenses qu'avant ce traitement.

L'élongation non sanglante des nerfs, proposée par Pazeller de Méran doit donner, si elle agit sur le point névralgique, les mêmes résultats que le massage des nerfs, avec cet avantage en plus qu'elle agit beaucoup plus vite. Malheureusement la plupart des points névralgiques resteront inaccessibles à ce traitement, et il sera impossible de régler la réaction. Mais il est certain qu'en principe les partisans des injections comme ceux de l'élongation visent au même but que ceux du massage : la libération mécanique des points nerveux.

. . . .

Le danger le plus sérieux qui menace le traitement manuel des névralgies est de tomber aux mains des faiseurs que séduiront sa simplicité apparente et ses heureux réultats ; mais que le médecin ne s'y trompe pas ; un apprentissage méthodique est indispensable. Quant aux malades, qu'ils craignent de se confier aux soins d'un profane : non seulement ils ne retireront aucun bienfait d'un traitement fait dans ces conditions, mais les plus sérieux dommages pourront en résulter pour eux.

. . . .

. . . .

Rien de plus difficile à décrire que la technique du massage des nerfs, dans lequel la sensibilité tactile, la finesse du doigté jouent un si grand rôle. Aucune description ne peut remplacer l'apprentissage au lit du malade sous la direction d'un maître. Même dans ces conditions, s'il y a beaucoup d'appelés, il y a peu d'élus, pour les raisons physiques énoncées plus haut. Ceux qui ne réussissent pas dans la pratique du massage des nerfs le décrient ensuite, ce qui est bien humain, mais ne saurait entraver la marche progressive de la méthode. Ceux qui y réussissent voient s'ouvrir devant leur activité un champ infini de misères à soulager. La maladresse des débutants se conçoit aisément ; on l'observe chez ceux mêmes qui possèdent à la perfection les autres méthodes de massage. Rien n'égale la satisfaction de l'élève qui sent pour la première fois sous son doigt la petite onde de contraction musculaire, qui vient confirmer en quelque sorte la sensation douloureuse accusée par le patient. Au début, on n'est guidé que par les sensations du malade ; peu à peu on apprend à s'en passer et à se fier à son propre toucher.

L'essentiel est donc d'acquérir le toucher, le reste importe médiocrement et chacun se fait à lui-même sa technique.

. . . .

Le massage proprement dit s'exécute sans l'intermédiaire d'aucune substance, corps gras ou poudre, qui émousserait le tact. Les doigts à utiliser sont ordinairement l'index ou le médius, en alternant l'une et l'autre main, qui doivent être douées d'une égale sensibilité.

. . . .

La pression du doigt ne doit jamais être douloureuse par elle-même. Il est bon de s'assurer de la sensibilité générale du sujet par quelques essais préalables. La réaction ne se produit qu'aux endroits douloureux; partout ailleurs la manœuvre n'est perçue que comme contact. Chez les malades très sensibles on peut éveiller de la douleur partout où l'on appuie, mais cette sensibilité générale est bien différente de la douleur d'un point nerveux. Il faut éviter de comprimer tout d'un coup un point sensible; le contact simple doit précéder le massage, que l'on exécute progressivement.

La manœuvre exécutée par le doigt consiste en un léger mouvement de va-et-vient. Pas de fortes vibrations qui émoussent le toucher et excitent tout le réseau nerveux. On explore d'abord la peau, qui renferme quelques rares points nerveux, et seulement dans les cas très aigus. Ce n'est qu'au delà que l'on sent les tissus se tendre et la contracture musculaire partielle se produire. Il s'agit bien rarement de véritables indurations, de *nœuds*. Le plus souvent la musculature est souple, puis, dès qu'on touche le point nerveux situé profondément, aussitôt la contraction entre en scène et se révèle sous l'apparence d'une nodosité, d'un œdème musculaire. Si l'on s'attarde à cette place, la tumeur se ramollit et devient insensible, preuve manifeste qu'il s'agissait d'une réaction nerveuse motrice (onde). Dans les cas très mauvais et anciens on rencontre cependant de véritables nodosités, telles que les ont décrites Norstrœm, Edinger et autres. On peut même observer sur toute l'étendue du corps des indurations en grains de chapelet; mais, fait bizarre, elles sont souvent elles-mêmes insensibles et tout à fait indépendantes des points nerveux, innombrables en ce cas et d'une irritabilité extraordinaire.

Les malades accusent souvent une sensation d'induration dans la région douloureuse, ce qui correspond à une onde motrice née de l'excitation sensible, qu'on peut reproduire à volonté par la pression sur les points névralgiques. Il en est de même des autres symptômes centrifuges, vaso-dilatations, vaso-constrictions (sensations locales de chaleur, de froid, chair de poule), anomalies des sécrétions, troubles trophiques, etc.

. . . .

La durée d'une séance de massage se règle d'abord sur le nombre des points névralgiques. Théoriquement on devrait masser chacun d'eux jusqu'à atténuation de la douleur, mais en pratique cela n'est guère possible. Chaque séance dure en moyenne quinze minutes, trente au maximum. Si donc l'on a une cinquantaine de points à traiter, on se contentera « d'insensibiliser» les plus douloureux, et de pratiquer sur les autres quelques frictions courtes et énergiques, sans dépasser les limites de leur excitabilité. C'est une erreur de diviser son travail de façon à masser un jour la tête, le lendemain le tronc, puis les jambes. On peut admettre en principe que tout point non massé devient plus irritable, « crie au massage ! » suivant l'expression pittoresque de Cornélius. Ces traitements partiels n'auraient d'autre effet que de chasser d'une région du corps vers une autre les ondes de réaction.

Pour la durée des séances, l'irritabilité des points nerveux a une importance beaucoup plus grande que leur nombre. En fait, les massages longs et légers sont bien plus excitants, ont des effets moins favorables que les massages courts et relativement forts. Plus grande est la réaction, plus brève doit être la manœuvre. L'intensité de la pression est également à considérer. La pratique et l'expérience finissent par donner au médecin un doigté d'une finesse, d'une variété de jeu extraordinaires, et qui défient toute description. La pression a une intensité normale, lorsqu'elle est perçue, en dehors des points douloureux, sous forme d'une pression et non d'une douleur.

. . . .

Pas d'interruption dans le traitement, du moins au début, exception faite pour certaines époques chez la femme. Après un mois ou six semaines, il n'est pas mauvais au contraire de faire une pause de huit ou quinze jours, pour avoir une idée du chemin parcouru. Si après ce délai l'irritabilité des points nerveux a diminué, on peut espérer avoir franchi l'acmé de la réaction. Dès que l'amélioration est évidente, on espace les séances: trois, puis deux par semaine. En théorie, on devrait poursuivre la cure jusqu'à disparition des points douloureux et cessation des douleurs. Le second résultat est beaucoup plus fréquemment obtenu que le premier. Mais, en pratique, on peut se contenter d'avoir supprimé les points les plus importants. Les autres, non douloureux spontanément, sont négligeables : personne n'en est exempt.

Combien de massages sont nécessaires pour arriver à ce résultat? Cela dépend évidemment des cas : en moyenne, 25 à 40. Mais ce chiffre n'a rien d'absolu. Les cas légers en exigent moins, les cas graves beaucoup plus. Il est impossible en outre de fixer un chiffre à l'avance, même approximatif. Comme on cherche une guérison non seulement actuelle, mais durable, il importe de revoir les malades à intervalles de plus en plus éloignés : ainsi on tient en échec les retours offensifs de la maladie ou les points insuffisamment guéris. A signaler encore la réapparition de tous les points nerveux traités qui survient parfois après cessation brusque d'un traitement couronné de succès. Cette rechute, d'ordinaire immédiate, et que Cornélius appelle le « reflux du massage », peut durer quelques semaines, et guérit spontanément.

Il est naturel de chercher à supprimer la cause des névralgies, si elle est connue. Mais alors même que cette cause est une affection incurable et progressive, on peut, par la disparition ou la diminution des symptômes nerveux accessoires, adoucir les dernières années des pauvres malades.

Le massage des nerfs n'est donc pas une simple manœuvre, mais un art difficile, exigeant des dons naturels d'observation et de sensibilité tactile, et atteignant à des résultats qu'aucune autre méthode ne peut donner jusqu'à présent. Les études actuelles ont dirigé l'effort des praticiens vers l'acquisition des qualités d'un ordre différent, et ils ont négligé la main, cet outil intelligent.

Les affections nerveuses ont pris un développement rapide grâce aux progrès de la civilisation poussés à l'extrême. Les points nerveux sont précisément les récepteurs de toutes les excitations, qu'ils transmettent à leur tour. Faire disparaître ces points, c'est extraire d'un cercle vicieux perpétuel (périphérie — centre — périphérie) un segment, non dissimulé, comme les centres, dans une retraite inaccessible à nos moyens physiques, mais placé à la portée de notre main,

Théorie de la « circulation nerveuse » d'après Cornélius

La conception classique du système nerveux peut se résumer ainsi : aux centres aboutissent tous les fils conducteurs des impressions extérieures ; des centres partent d'autres fils qui transmettent à la périphérie les ordres du pouvoir central. Tous ces conducteurs se terminent à leurs extrémités périphériques, et seules les terminaisons centrales ont des connexions entre elles. Le courant nerveux est toujours centripète dans les nerfs sensibles, centrifuge dans les nerfs moteurs.

Cette hypothèse est illogique, car l'idée de courant implique celle d'échange, de circulation continue. Ce que nous savons actuellement de l'anatomie du système nerveux nous permet de dire qu'il se compose d'un nombre infini de tubes renfermant des cellules nerveuses identiques à celles des centres. La cellule qui recueille l'impression sensible n'est pas différente de celles qui la transmettent, ni de celle qui la perçoit dans les centres nerveux. Personne ne conteste ce point. Mais si le courant sensible ne coule que dans une direction, il doit s'épuiser rapidement, n'étant alimenté par aucune réserve. Comment expliquer aussi que des impressions non lumineuses reçues dans des parties du corps fort différentes provoquent dans le cerveau une perception de lumière ? De même pour le son, le goût, l'odorat. Présenter ces phénomènes comme des manifestations purement cérébrales, ou de la suggestion, n'est pas admissible. Comme dit Verworn (*Allgemeine Physiologie*, Seite 224), la force n'est que la cause du mouvement, et nous ne connaissons d'elle que ses effets. Donc, une impression extérieure qui touche un point du corps est reçue par les nerfs les plus proches et transmise sous forme de mouvement. Nous pouvons avancer, sans trop nous écarter de la vérité, que les tubes nerveux ne sont que des conducteurs du principe vital représenté par les cellules nerveuses exclusivement. L'impression recueillie passe donc d'une cellule à l'autre. Si maintenant nous admettons que chaque espèce de nerfs, les sensibles aussi bien que les moteurs, se compose de deux parties, la branche centripète et la centrifuge, toute excitation qui atteint le conducteur en amont de la cellule périphérique impressionnera d'abord cette dernière puis seulement la cellule centrale correspondante. De même pour les nerfs munis d'un appareil périphérique moteur. Il ne s'agit donc plus pour nous de nerf centripète ou centrifuge, mais de nerfs pourvus d'organes de réception ou de transmission. Parler du courant nerveux, c'est parler de ses manifestations. Pour celles-ci, la transmission commence par suivre la voie réceptrice avant de passer sur l'autre voie, de sorte que nous pouvons admettre un courant centripète et centrifuge, et vice versa, et sous leur forme la plus libre, l'équivalence et l'échange des symptômes.

Restons un instant dans le domaine de la sensibilité ; ce qui vient d'être dit donne une idée précise de la circulation du courant nerveux sensible. Mais comment expliquer les sensations concomitantes de Quincke ? Cornélius, qui en a fait l'objet d'une étude approfondie, n'a jamais observé une régularité particulière des voies nerveuses, bien qu'il y ait nécessairement des modes de transmission plus ou moins avantageux que d'autres. Il a constaté qu'un point nerveux douloureux pouvait se répercuter en n'importe quel autre point du corps. La concomitance de la douleur, seule observée jusqu'ici, serait au contraire plus rare. Infiniment plus fréquente est l'*irradiation.*

On impressionne par exemple un point douloureux d'une région déterminée. Peu après s'éveille en une autre région du corps une douleur presque intolérable. Mais ces manifestations sont malheureusement interprétées d'une façon absolument opposée à leur véritable signification par le médecin, qui se croit autorisé à traiter ces douleurs d'imaginaires.

Valleix a dit qu'à la pression d'un point douloureux répondait l'écho d'un autre point douloureux. On ne saurait mieux dire. En tout cas cette *translation* d'une impression centripète en d'autres points récepteurs centripètes nous conduit invinciblement à admettre la translation des impressions centripètes à toute la sphère de sensibilité. Ces impressions, d'autre part, ne restent pas limitées à l'appareil récepteur périphérique; elles peuvent aussi bien s'étendre à tout l'appareil déclancheur de la périphérie.

Il est essentiel de s'entendre au sujet de cette organisation périphérique sensible et motrice : voici l'explication proposée par Cornélius :

Au lieu de nerfs exclusivement moteurs ou sensibles il admet pour chaque tube nerveux une branche centripète et une branche centrifuge étroitement unies, et chaque nerf est un organe tantôt centripète, tantôt centrifuge, selon que son organe périphérique reçoit une impression ou transmet un mouvement. On peut à la rigueur garder la définition classique, mais en ayant soin d'avoir toujours présent à l'esprit que le nerf dit centripète possède un appareil récepteur périphérique et moteur central, tandis que c'est l'inverse pour le nerf centrifuge. Toutes les cellules nerveuses sont unies au circuit nerveux, par groupes variables innervés respectivement par une cellule nerveuse, qui peut être à la fois sensible et motrice. Les voies nerveuses amènent le courant au cerveau, où les phénomènes inverses ont lieu. De ce que toute la vie végétative peut exister sans que nous en ayons conscience, on peut admettre qu'à ce circuit nerveux végétatif se superpose un second circuit, celui de la conscience, de la pensée, de la volonté, momentanément isolable (sommeil, inconscience). Mais ce petit circuit se distingue du grand, en ce qu'il peut transmettre à tout l'organisme des impressions autogènes. Dans ce double appareil conducteur circule un courant nerveux dont le nom importe assez peu, qu'on le nomme *principe vital* ou autrement, mais dont la caractéristique est son aptitude à recueillir les impressions. Ce courant nerveux est perpétuellement dans un état de tension plus ou moins forte, d'où dépend une plus ou moins grande susceptibilité *réflexe*. Par une inconséquence qui est presque de l'ironie, nous appelons *neurasthénie* une affection où cette tension atteint son maximum et où le déclanchement se produit le plus rapidement.

La tension nerveuse est la résultante de deux composantes: l'héréditaire et l'acquise, la première constante, la seconde variable. Le courant nerveux est la somme de toutes les excitations, qui affluent de toutes les cellules vers lui. Plus nombreuses sont les impressions reçues de l'extérieur, plus grande est la tension nerveuse, plus intense aussi la réaction. Le traitement de la surtension nerveuse consiste donc à diminuer d'abord le nombre des excitations, et ensuite l'excitabilité des points de réception (points nerveux) périphériques.

Les organes des centres sont une partie, à la vérité la plus importante, du circuit nerveux, mais de là à les traiter en autocrates dont la périphérie ne serait que l'humble sujet, il y a loin. Nous avons étudié de préférence les manifestations apparentes de la vie nerveuse (la pensée, le mouvement, la sécrétion) et nous en avons négligé la partie la plus active et la plus importante, la vie intra-cellulaire (assimilation et désassimilation, au sens de Verworn). Celle-ci dépend entièrement de l'état du courant nerveux dans chacun des différents points de l'organisme. Le pis qui puisse arriver à une cellule est d'être retranchée, en tout ou en partie, de la communauté générale, car soustraite à l'influx nerveux elle ne peut que périr. D'autre part la nature prend soin, dans certaines maladies, de suspendre les communications sanguine et nerveuse de certaines parties avec le reste, pour éviter une contamination générale.

Mais de cette admirable activité nous ne voyons que les résultats ; nous appelons dyscrasie, prédisposition, l'ensemble des modifications trophiques qui en est la conséquence. Il suffit de mentionner l'étroite relation qui existe entre tous les processus de la vie végétative, par exemple, entre la circulation sanguine et la circulation nerveuse, et le retentissement général sur toutes les parties de l'organisme d'une maladie quelconque.

On confond souvent le mouvement avec la sécrétion. La suractivité sécrétoire produite par une excitation ne correspond pas nécessairement à une augmentation du liquide sécrété, mais parfois seulement à un débit plus rapide, à une sorte d'expression d'un suc cellulaire depuis longtemps préparé. Il est évident, du reste, que ce phénomène peut réagir à son tour sur la sécrétion elle-même.

En réalité, mouvement et sécrétion sont une seule et même chose, un *déclanchement* périphérique, sous des apparences très variées, dues à la différenciation des divers appareils.

Il est absolument superflu de faire une distinction entre phénomènes moteurs et phénomènes vaso-moteurs.

Au groupe important des appareils à *réception centrale* et à *déclanchement périphérique*, correspond celui, non moins considérable, des appareils à *réception périphérique* et à *déclanchement central* : c'est l'ensemble des nerfs centripètes (sensibles).

Le courant nerveux est évidemment inséparable de son conducteur jusqu'à la cellule où il aboutit. Le fait que tout obstacle mécanique sur le trajet du conducteur constitue également un obstacle au courant a donc une importance de premier ordre. Il en résulte que plus haute est la tension du courant nerveux, plus infime peut être l'obstacle qui l'arrêtera.

La circulation nerveuse normale comprend par conséquent des conducteurs et un courant. De ce dernier, nous ne connaissons ni la nature, ni la forme ; nous savons seulement qu'il circule indéfiniment entre le centre et la périphérie, et qu'il constitue le trait d'union entre les cellules organisées. Le jeu normal des diverses fonctions exige la circulation libre du courant nerveux. Toute excitation du dehors amène une perturbation qui se propage à tout le circuit.

La grande différence qui existe entre la circulation sanguine et la nerveuse est que les canaux sanguins se réunissent en tubes collecteurs de plus en plus volumineux, tandis que les plus minimes filets nerveux parviennent isolément au centre, où se fait la réunion, par un mode que nous ignorons encore. Mais il est aisé d'observer comment une excitation partie d'un point quelconque du corps se propage à tout le circuit nerveux et est suivie d'une grande variété de symptômes. On a voulu imaginer toute une série de voies réflexes. Il est certain que les excitations suivent certaines directions préférées (nez, organes génitaux, etc.), mais un grand nombre d'observations permettent d'affirmer qu'une impression peut se transmettre d'une région du corps à n'importe quelle autre région. Si elle suit la voie sensible, une douleur en provoque une autre, et il est indifférent que les points douloureux, constants dans ce cas, soient reliés l'un à l'autre anatomiquement. Partie de la tête, la douleur peut trouver un écho dans les jambes, et inversement, une excitation génitale ou gastrique provoquera de la céphalalgie. Tout aussi fréquent est le transfert de la voie sensible à la voie motrice. Un exemple banal nous est offert par la contraction musculaire partielle qui accompagne la pression d'un point douloureux, phénomène que les masseurs confondent souvent avec une nodosité, laquelle disparaîtrait à la suite de leurs manœuvres. En réalité cette contracture cesse avec la cause qui l'a provoquée. Ce n'est donc pas une nodosité qui a fondu, mais un point nerveux qu'on a calmé. On observe le même fait dans la tétanie.

Mais cette contraction musculaire qui succède à l'excitation d'un point sensible peut se manifester dans un territoire très éloigné du lieu de l'excitation. Il est fort probable qu'il existe à l'endroit de la contraction un point nerveux.

A cet ordre d'idées se rattache le phénomène de la sécrétion par *expression glandulaire subite* (sueur, salive, suc gastrique, etc.) qui n'est pas autre chose qu'un mouvement. De même pour le phénomène dit : *réflexe pupillaire.*

Le passage de la voie sensible à une autre voie, sensible également ou moto-sécrétoire, est donc le phénomène constant : celui de la voie centrifuge à la voie centripète n'est pas rare. Le mouvement peut provoquer la douleur : la sécrétion exagérée éveille des points nerveux sensibles. De même la sécrétion se transforme en mouvement et vice versa.

En résumé, il ne se forme aucun courant dans le circuit nerveux, aucun flux, qui n'ait son contre-courant, son reflux, ou pour employer le langage classique, tout phénomène nerveux est accompagné de ses réflexes.

Puisque les actes de la vie végétative peuvent se produire sans aucune participation de notre conscience, on peut admettre l'existence d'un circuit nerveux végétatif indépendant, ou grand circuit, auquel se rattache le circuit nerveux de la conscience, ou petit circuit. Et de même que les processus du circuit végétatif retentissent sur les centres, ceux-ci peuvent produire des ondes nerveuses qui auront leur répercussion sur le grand circuit périphérique ; par exemple, la contraction musculaire volontaire, et d'autres effets vaso-moteurs ou sécrétoires. Il faut admettre, par conséquent, que la représentation d'une douleur peut provoquer réellement cette douleur. On a trop de tendance à croire que les malaises dont se plaignent les névralgiques, hystériques, neurasthéniques, n'existent pour une grande part que dans leur imagination et ne peuvent être rattachés à une cause périphérique réelle. Non seulement ces causes existent, mais ce sont elles qui créent des obstacles à la libre circulation du courant nerveux, dont la tension devient exagérée. La surtension a pour conséquence l'irritabilité.

J'ai résumé dans ces quelques pages la substance du premier ouvrage de Cornélius (*Nervenpunkte*, chez G. Thieme, Leipzig, 1909). Depuis mon voyage à Berlin (juillet 1909), entrepris dans un but de comparaison des deux méthodes, un autre travail du même auteur a paru (*die Nervenpunktlehre*, *ibid.*), dans lequel il fait allusion à nos entretiens.

« Pendant que je mets la dernière main à cet ouvrage, le Dr Wetterwald, de Paris, vient me trouver, chargé d'une mission officielle pour l'étude de ma nouvelle méthode de traitement des névralgies. Mon collègue français me donne des détails très intéressants sur un traitement des névralgies qu'il applique depuis quelques années. Élève du gynécologue Stapfer, de Paris, il étendit à toute la surface du corps la pratique du massage interne que son maître lui avait enseigné. La méthode consiste à soulever la peau, le tissu cellulaire sous-jacent, et autant que possible, les muscles (ce qui lui fait rencontrer sans effort les points nerveux isolés qui y sont inclus), et à les rouler entre les doigts (Cf. *Les névralgies du tissu cellulaire*, *Revue de Cinésie*, mai 1908 ; *la Présclérose organique et son traitement manuel*, *Journal de Physiothérapie*, 15 juin 1909). Quiconque lira attentivement ces travaux sera frappé de la concordance notable qui existe entre les découvertes de Wetterwald et celles de la Méthode des points nerveux, et pensera qu'il ne manque aux idées de mon collègue que l'unité de conception que l'étude de ma méthode lui donnera. Dire que l'œdème provoque les névralgies, ou que les névralgies appellent l'œdème, c'est tout un. D'après ma conception, œdème et névralgies sont des phénomènes de valeur égale, des effets centripètes et centrifuges (sécrétoires) d'une seule et même excitation. Ce n'est qu'un simple détail de technique de rechercher par laquelle des deux méthodes, celle de Wetterwald ou la mienne, on saisit mieux les points superficiels et on les guérit. Dans tous les points situés profondément, dont l'importance, dans un grand nombre de cas, dépasse de beaucoup celle des points superficiels, sa méthode doit être complétée par la mienne. »

Ces lignes appellent quelques éclaircissements : dire que j'ai étendu à tout le tégument le massage gynécologique de Stapfer est, en même temps qu'une réflexion judicieuse et exacte pour le fond, une erreur involontaire d'interprétation. Les affections gynécologiques et les névralgies périphériques ont une origine commune : la cellulite. Le traitement de la cellulite abdomino-pelvienne, surtout celui de la variété « panniculite », m'a mis en effet sur la voie du traitement des points douloureux cutanés. Mais la technique des deux méthodes est absolument différente.

Cornélius est d'avis qu'il manque à mes idées l'unité de conception. Je ne crois pas pouvoir mieux répondre à ce reproche qu'en soumettant au lecteur les deux théories : c'est ce que j'ai fait. Les amateurs choisiront selon leur goût. L'essentiel, ce sont les faits, et non les théories. Les miennes se sont modifiées depuis 1908, et se modifieront peut-être encore ; cependant la technique reste invariable. Mais où je me sépare de mon éminent collègue berlinois, c'est dans la question des *points douloureux profonds*.

Il faut avoir vu appliquer la méthode de Cornélius pour comprendre l'importance de cette distinction. Dans la sciatique, par exemple, la technique des « points nerveux » consiste à enfoncer profondément l'index ou le médius jusqu'à la rencontre du nodule neuro-conjonctif intra-musculaire. A ce moment, la douleur et la contraction musculaire s'éveillent. Or j'obtiens le maximum de douleur (et la guérison) en détachant la peau et non le muscle du plan sous-jacent et en la malaxant légèrement : d'où je conclus **qu'il n'existe pas de points douloureux intra-musculaires, profonds, et que toute névralgie, y compris la névrite sciatique et toutes les grandes névrites, sont des névralgies et des névrites intra-muqueuses et intra-cutanées.**

FIN

TABLE

MAYENNE IMPRIMERIE DE CHARLES COLIN

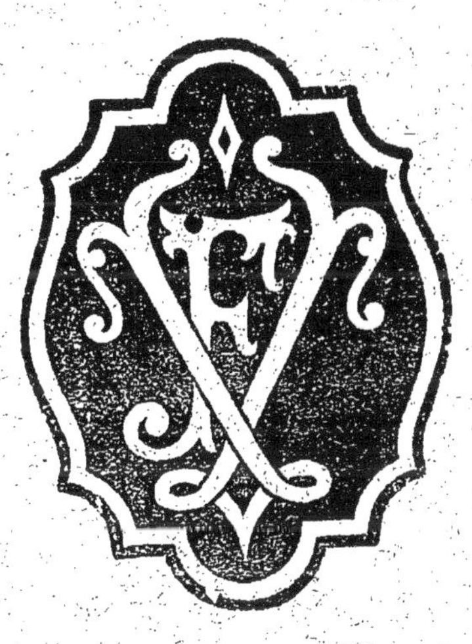

www.ingramcontent.com/pod-product-compliance
Ingram Content Group UK Ltd.
Pitfield, Milton Keynes, MK11 3LW, UK
UKHW021051200726
13857UKWH00003B/890